AF317163

Docteur MÉNEAU

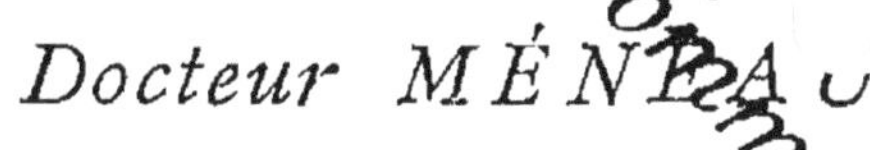

LA
Bourboule

et

ses indications

« *Ars medendi fit per indicationes.* »

(BAGLIVI).

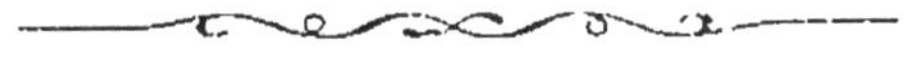

PARIS

MASSON ET Ce, ÉDITEURS

LIBRAIRES DE L'ACADÉMIE DE MÉDECINE

120, Boulevard Saint-Germain

—

1896

DOCTEUR MENEAU

LA Bourboule

et

ses indications

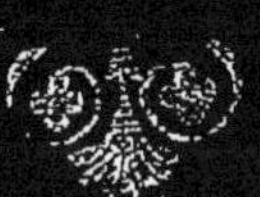

PARIS

MASSON & Cⁱᵉ ÉDITEURS

120, Boulevard Saint-Germain, 120

A MA GRAND'MÈRE

AVANT PROPOS

Depuis ces dernières années, la médication thermale a pris une grande extension et le médecin traitant est souvent embarrassé dans le choix de la station qu'il doit conseiller à son malade. Aussi avons-nous cru utile d'exposer d'une façon aussi claire et aussi succincte que possible, les diverses maladies qu'on peut traiter à la Bourboule.

On s'étonnera peut-être de voir figurer dans le corps de notre ouvrage certains termes, aujourd'hui démodés, tels que : affections dartreuses, herpétiques, etc.

Si nous les employons, ce n'est point pour essayer de faire revivre l'ancienne classification de Bazin, aujourd'hui démembrée à juste titre et que nous sommes des premiers à repousser.

Il n'en est pas moins vrai que ces différents termes correspondaient à des états cliniques bien définis, qui trouvent tous une indication thérapeutique spéciale dans l'application de nos eaux. De plus, il nous eût été difficile d'exposer les idées de nos devanciers sans parler un peu leur langue. On nous pardonnera donc l'emploi de ces termes un peu surannés, qui ont eu pour nous l'avantage de faciliter l'exposition.

LA BOURBOULE
ET SES INDICATIONS

CHAPITRE PREMIER

La Bourboule.

Situation géographique. — Climatologie. — Température.
— Régime météorologique. — Epidémiologie. — Géologie. — Historique. — Les anciennes sources. — La
guerre des puits. — Son utilité. — Puits exploités à
l'heure actuelle.

La Bourboule est un chef-lieu de commune
du département du Puy-de-Dôme, canton de
Rochefort-Montagne, arrondissement de Cler-
mont-Ferrand, situé à 852 mètres au-dessus
du niveau de la mer, dans la vallée de la
Dordogne, à 7 kilomètres ouest des Bains du
Mont-Dore et 52 kilomètres sud-ouest de
Clermont.

Abritée du côté du nord par un grand rocher granitique (940 mètres d'altitude), dirigé, comme la vallée, de l'est à l'ouest, elle est dominée au nord-est par les deux imposants massifs du Puy-Gros et de la Banne d'Ordenche (1482 et 1515 m.).

A l'est, la vallée est largement ouverte et se prolonge sur une longueur de 4 à 5 kilomètres dans cette direction, pour se bifurquer ensuite vers le nord et le nord-est, du côté de la vallée de Guéry.

Au sud, s'étage le bois des Investisants, sur le flanc de la montagne de la Bunsère; au-dessus du bois, sont les prairies des Souchères. Au sud-est, se trouvent les coteaux de Fenestre, séparés des précédentes par le ruisseau le Vendeix, qui est un affluent de la Dordogne et dont le confluent se trouve au milieu même de la Bourboule. A l'est-sud-est, l'horizon est borné par le plateau de Bozat, au-dessous duquel se voit la roche Vendeix, et un peu plus au sud-est, par la montagne de l'Aigle.

A l'ouest, la vallée est abritée par les pentes boisées qui resserrent le lit de la Dordogne, dans la direction du coquet village de Saint-Sauves, but de promenade, situé à 5 kilomètres de la Bourboule.

En raison même de cette exposition, et malgré son altitude, la Bourboule n'a pas un *climat* trop variable. Il y est, en effet, plutôt doux que tonique et en tous cas beaucoup moins excitant qu'au Mont-Dore, situé à 1050 mètres d'altitude.

Pendant la durée de la Saison Thermale (du 25 mai au 1er octobre), la *température* varie, à l'ombre, de 17 à 30 degrés, en moyenne.

Suivant le Dr Heulz, les moyennes mensuelles de la température seraient, observées à 11 heures du matin, 17°9 en juin, 21°9 en juillet, 22°1 en août, 18°4 en septembre.

Suivant le Dr Monin, les moyennes de la température pour une période décennale, seraient :

18° en juin, 22° en juillet et août, 18° en septembre.

D'après mon observation personnelle, ces chiffres sont un peu inférieurs à la normale.

Il en est de même des jours de *pluie.*

Heulz prétend que la moyenne des jours de pluie est de 8 jours en juin, 4 en juillet, 3,5 en août.

Monin admet comme moyenne, les mêmes chiffres, en y ajoutant 4 pour septembre.

J'admets, pour ma part, que la moyenne

des pluies pendant la durée totale de la saison thermale, est d'environ 40 jours.

Si les pluies sont rares en juillet et en août, il n'en est pas toujours de même au commencement de juin ou à la fin de septembre. A ces époques, les nuages, amoncelés du côté de la vallée de Saint-Sauves, sont poussés par le vent de sud-ouest, vers les montagnes du Mont-Dore, qui ferment la gorge à l'est. Repoussés dans la vallée, ils ne tardent pas à s'y convertir en pluie.

Les *orages*, fréquents en juin, sont rares en septembre, sauf cependant au moment de l'équinoxe d'automne.

Suivant le D*r* Nicolas, les *tempêtes* sont presque fatales vers le 21 juin (solstice d'été), et le 22 septembre (équinoxe d'automne).

Les affections *contagieuses*, épidémiques et miasmatiques, sont rares à la Bourboule. Le choléra y est inconnu; la diphtérie et la fièvre typhoïde ne s'y sont jamais montrées sous forme d'épidémie.

Au point de vue *géologique*, la Bourboule est bâtie dans un bassin formé de terrains de sédiment qui reposent sur le granit : mais les assises de tuf qu'on y rencontre, ne présentent pas partout la même composition ni la même épaisseur.

« Plusieurs de ces assises, sont formées, dit M. Henry, par les détritus de trachytes dans lesquels domine le feldspath intact ou kaolinisé, tandis que d'autres, intercalées au milieu de ces tufs et placées au-dessous d'eux, sont composées de sables ou de détritus granitiques plus ou moins altérés. En creusant les puits, on rencontre successivement des alluvions, des tufs trachytiques d'aspects variés, des tufs sableux ou mêlés de fragments de granit, d'autres tufs trachytiques, des grès ou tufs granitiques et le granit.

Une bande de cette dernière roche qui forme le fond de ce bassin a glissé sur les pentes d'un rocher également granitique, qui domine la station du côté du Nord. C'est entre la bande granitique abaissée et la masse granitique restée en place, que se trouve la faille d'origine par laquelle l'Eau minérale arrive des profondeurs de la terre. »

Nous reprendrons cette étude avec plus de détails, en donnant le résumé des travaux entrepris pour le forage des différents puits exploités par la Compagnie des Eaux. Suivant Nicolas, la roche de la Bourboule représenterait un fragment de la première écorce du globe.

Entre les couches de tuf, on aperçoit, en certains endroits, de la barytine. Au niveau de certaines assises, on observe des veines de sulfure de fer noir et, en d'autres points, des empreintes végétales.

Les phénomènes géologiques qui ont transformé le plateau central de la France, dont fait partie l'Auvergne, remontent à la période tertiaire.

Suivant Ch. Lyell, les eaux minérales étaient, dès cette époque, très abondantes. Mais il est très probable, d'autre part, que les volcans d'Auvergne sont apparus à des époques très différentes. Les dernières éruptions paraissent même avoir été contemporaines de l'époque quaternaire.

Suivant Nivet, « dans tous les bassins où se sont déposés des terrains de sédiments stratifiés, semblables à ceux de la Bourboule, les eaux pluviales tendent à pénétrer dans les fentes qui existent aux points de contact des roches sédimentaires et des roches granitiques et cristallisées. Pendant un grand nombre d'années et jusqu'à l'époque où l'on a fait des fouilles profondes ou des sondages, les eaux thermales, venant des profondeurs du sol, ont refoulé les eaux pluviales, rempli les fentes et sont venues alimenter les anciennes sources. »

L'*histoire* de la Bourboule ne se perd pas dans la nuit des temps. On a voulu faire dériver son nom du vieux mot *Borbola,* eau bouillonnante, dont le radical se retrouve dans Bourbon-Lancy, Bourbon-l'Archambault, Bourbonne-les-Bains, etc.

Le docteur Nicolas s'appuie sur la découverte, en 1820, d'une fosse de l'époque gallo-romaine d'une part, et de l'autre, sur le voisinage des thermes du Mont-Dore, pour émettre l'opinion que les eaux de la Bourboule étaient connues des Romains. En tout cas, on n'y a jamais trouvé de vestiges de bains remontant à cette époque. La Bourboule n'est vraiment citée qu'en 1463 ; on conserve aux archives départementales une reconnaissance emphythéotique, concernant la Bourboule, et remontant à cette date. La chronique rapporte que l'on y venait dès 1460 et qu'il y avait alors un hôpital dépendant des seigneurs de Murat. Agne IV de la Tour d'Auvergne, seigneur de la Bourboule, chevalier vicomte de Turenne, seigneur du

Mont-Dore, se serait engagé à faire construire, pour l'usage des habitants de la Bourboule, « une maison de bains », à condition
que ceux-ci lui paieraient une redevance ;
mais rien ne prouve que cet hospice ait été
jamais réellement construit.

Pendant plusieurs siècles, l'usage de nos
eaux resta limité aux habitants de la localité
ou des localités voisines. Suivant la tradition,
les seigneurs de Murat-le-Quaire en auraient
fait transporter dans leur château, pour leur
usage personnel ; mais peut-être ne s'en
servaient-ils que pour les usages domestiques,
en raison de sa haute thermalité, sans utiliser
ses propriétés thérapeutiques.

Le premier auteur qui mentionna sérieuse-
ment ces sources, fut Duclos (1675) : « L'eau
des bains du village et celle de la fontaine
qui est au-dessus du bain, se sont trouvées
être semblables. Elles étaient limpides et
manifestement salées. On les a fait évaporer
à peu de chaleur dans des terroirs de grès ;
pendant leur évaporation, il se formait des
flocons blanchâtres qui nageaient au milieu
de la liqueur et se précipitaient au fond.
Toute la résidence sèche était le 1/170 du
poids de l'eau. C'était presque tout sel, dont

il ne s'est séparé qu'environ 1/20 de terre grisâtre, qui n'a point reçu de changement au feu. Elle se dissolvait en partie dans le vinaigre distillé. Le sel de ces eaux s'est trouvé semblable au sel commun. L'eau de la fontaine qui est au-dessus du bain avait plus de sel et moins de terre que celle du bain. »

Chomel, reprenant cette étude, la compléta (1734). Il sut reconnaître que le sel du résidu qu'il évalue à 1/205, n'était pas du tout du sel commun, qu'il entrait dans sa composition « du sel nitreux alkaly » (carbonate de soude). Enfin, il découvrit une différence dans les propriétés et la composition des eaux du Mont-Dore et de la Bourboule. Suivant lui, l'eau de la Bourboule répand « une odeur de soufre et de bitume, plus sensible que celle du Mont-Dore... On a vu des paralytiques qui n'avaient reçu que peu de soulagement aux bains du Mont-Dore, guérir rapidement à ceux de la Bourboule. »

En 1744, Le Monnier reconnaît à ces eaux des propriétés très purgatives. Il y trouve une grande quantité de sel marin et attribue les propriétés purgatives au sel de Glauber (sulfate de soude). Sa description des bains est minutieuse : « La fontaine minérale est située sur le bord de la Dordogne, à une bonne lieue du Mont-Dore, au-dessous du Château de Murat-le-Quaire, à l'extrémité d'une voûte de 9 à 10 pieds de haut : son bassin a 8 pieds de long sur 5 de large environ ; l'entrée est tournée du côté du midi, et la voûte est appuyée au nord contre une colline formée par un banc d'une pierre blanche et friable ; l'eau sort par plusieurs endroits, en bouillonnant, et va se perdre, par un petit ruisseau, dans la Dordogne. Sa chaleur m'a paru plus forte que celle du bain de César (Mont-Dore).

» A côté de cette fontaine, il y en a encore une autre, beaucoup moins chaude, qui contient à peu près les mêmes matières. Le bain est en mauvais état. »

L'Établissement, élevé en 1463, avait été agrandi en 1740. On attribuait à cette époque plus de vertus curatives aux eaux de la Bourboule qu'à celles du Mont-Dore.

Planque confirma ces dires (1753).

En 1787-88, Legrand d'Aussy écrivait : « A une lieue du village des bains du Mont-Dore, et sur les bords de la Dordogne, est un hameau nommé la Bourboule. . Là, sont plusieurs sources plus chaudes encore de quatre degrés que le bain de César ; et près d'un rameau de l'eau thermale, sort également une fontaine d'eau froide qui n'en est éloignée que par un espace de quatre pieds. La Bourboule a aussi un bâtiment de bains, comme le Mont-Dore, et l'on assure même qu'il s'y guérit des maladies pour lesquelles celles-ci seraient inefficaces. Malgré tous ces miracles, le lieu néanmoins est inconnu, tandis que l'autre a de la célébrité... »

Delarbre (1805) s'est également occupé de la Bourboule.

En 1823, Michel Bertrand trouvait dans l'eau du Bain un résidu de 6 grammes environ de substances fixes, dont 4 de chlorure de sodium par litre. La température de l'eau était de 46° cent.

Mais ce fut Lecoq qui, en 1828, donna les premières analyses méthodiques des Eaux de la Bourboule. Nous y reviendrons plus loin.

Au moment de la Révolution, les sources de la Bourboule appartenaient encore aux seigneurs de Murat-le-Quaire.

En 1821, Guillaume Lacoste, un des plus riches propriétaires de la Bourboule (Bourboule basse), possédait, entre autres biens, les sources dites du Grand-Bain, du Bagnassou, du Coin, des Fièvres et de la Rotonde.

Il fit construire à cette époque, à l'endroit même où se trouvait l'ancien bain signalé par Lemonnier, un petit établissement, large de 6^{m}70 sur 4^{m}80 de profondeur. Ce bâtiment était voûté et se composait d'un rez-de-chaussée et d'un premier étage.

Tout autour du rez-de-chaussée, huit baignoires étaient placées le long de la muraille ; elles étaient en lave. Leur longueur était de 1^{m}58, et leur largeur, au fond, de 0^{m}50. Elles étaient séparées les unes des autres, par des cloisons en parpaing.

Des rideaux, en forte toile, suspendus à des tringles en fer, isolaient ces cabinets du centre de la salle.

En 1828, Choussy-Dubreuil acheta le petit établissement et les cinq sources qui l'alimentaient, améliora la distribution de l'eau minérale dans les baignoires et établit des douches descendantes et latérales. Une pompe à balancier, placée dans l'un des angles de la salle, était chargée de fournir l'eau des douches. L'une des baignoires donnait l'eau qui servait à alimenter cette pompe.

A cette époque, aucun puits n'avait encore

été creusé ; les eaux venaient sourdre à la surface du sol, principalement sur le flanc du rocher de la Bourboule, en suivant les directions de moindre résistance entre le granit et le tuf ou à travers le tuf.

Il y avait en tout six sources :

1º La source du *Grand-Bain* jaillissait au point de contact des tufs trachytiques et des granits, près de l'angle nord-est du petit établissement thermal. Une petite tour la protégeait. Un litre d'eau de cette source, évaporé, laissait un résidu de 5^{gr}560. Sa température était de 52º cent.

2º La source du *Petit-Bagnassou* était recueillie dans un puits carré couvert, de 1^{m}70 de profondeur, et de 0^{m}8 de côté. Elle se trouvait sur la place, un peu au sud-ouest de l'établissement. Elle se rendait dans l'une des baignoires de cet établissement, qui était au nord, à quelques mètres de distance. Sa température était de 37^{c}5.

3º La source, peu abondante, du *Coin*, venait sourdre dans l'eau des baignoires creusées dans l'angle nord-ouest de l'établissement. Sa température était de 39º.

4º La source des *Fièvres* sortait à 135 mètres environ au nord-nord-est de la source du

Grand-Bain. Son point d'émergence était dans le granit, assez loin de l'établissement ; elle était recueillie à 7 ou 8 mètres au-dessous, dans une cabane en maçonnerie. Sa température était de 32°. Cette source était soumise à des phénomènes d'intermittence.

5° La source de la *Rotonde* était double. Les deux sources qui la composaient, se trouvaient sur les pentes granitiques du rocher de la Bourboule, à 30 mètres au nord-nord-ouest de la source des Fièvres.

Ces deux sources étaient renfermées dans un petit bâtiment circulaire ; elles servaient de buvette. Leur température était de 36°.

6° La source du *Communal* était au-dessus du jardin que G. Lacoste a légué aux hospices de Clermont.

Suivant Nivet, voici comment se comportait autrefois le liquide thermal, à sa sortie de la faille d'origine.

Il formait trois nappes distinctes.

La première, nappe inférieure ou profonde, était alimentée par le liquide répandu dans les larges pentes que présentait le terrain, au niveau des tufs et des grès granitiques recouvrant les granits.

Ces cavités remplies, le liquide montait

entre le granit et les tufs ou bien même entre les fentes du granit et gagnait les points où jaillissaient les sources du Grand-Bain, des Fièvres, de la Rotonde.

La couche superficielle, située au niveau de la couche alluviale, composée elle-même de tufs sableux ou de fragments de granit, était formée par une eau à teneur saline très faible.

'De plus, les sources du Bagnassou, du Coin et du Communal, semblaient cheminer dans les fentes des tufs trachytiques, au moins pendant une partie de leur trajet.

En 1845, M. Pierre Choussy réclama la propriété d'une petite source vendue à M. Choussy-Dubreuil par G. Lacoste en 1828.

Malgré une série de jugements, c'est la commune qui resta en possession de la dite fontaine.

En 1857, des fouilles furent exécutées à l'est de la source du Grand-Bain, au point de jonction des tufs et des granits et jusqu'à la limite de la propriété Mabru. Elles amenèrent la découverte de nombreux griffons d'eau minérale peu chaude, qu'on appela sources *Nouvelles* ou de la *Galerie*. Leur température était de 47° cent. Le volume et la température

de la source du Grand-Bain en furent notablement diminués.

En 1859, la famille Choussy fit enlever une
partie des tufs placés derrière le petit établissement et construire un bâtiment annexe,
composé d'une galerie couverte, mais non
fermée, dans laquelle venaient s'ouvrir quatre
cabinets mal aérés et mal éclairés.

Une conduite souterraine, assez mal jointe,
permit de faire arriver l'eau des fontaines de
la Rotonde et des Fièvres jusque dans le bâtiment des bains et deux robinets placés sur
son trajet remplaçaient les anciennes buvettes. L'eau de ces fontaines servait à refroidir
celle de la source du Grand-Bain.

En 1865, les tufs, qui surplombaient l'établissement, se détachèrent de la montagne
granitique et produisirent un éboulement
terrible qui effondra le réservoir et écrasa la
nouvelle annexe. L'établissement thermal
recevait à cette époque, environ 600 malades
par saison.

Les propriétaires de l'établissement Choussy,
frappés du nombre croissant des malades (les
quelques paysans des environs, qui venaient
en 1828, étaient devenus 270 baigneurs dès
1857, et comme on le voit, la proportion ne

faisait que s'accroître), firent déblayer et rapidement reconstruire les bâtiments et réservoirs détruits, en leur donnant plus d'ampleur et de confort.

Cependant, peu à peu, les convoitises s'étaient éveillées. « La pomme de discorde, dit L. Chabory, fut l'établissement d'un hôtel par le propriétaire des sources. » Aucun décret ne protégeant les propriétaires (car, chose singulière, les eaux ont été exploitées pendant plus de cinquante-huit ans, par les familles Lacoste et Choussy, sans autorisation préalable), les Mabru, leurs voisins et concurrents, creusèrent à l'instigation de M. Perrière, entrepreneur, un puits sur le terrain qui leur appartenait. Ce puits fut commencé en septembre 1866, vers l'angle nord-ouest d'un bâtiment qui se trouvait à une petite distance à l'est de l'ancien établissement Choussy,

Les sources exploitées à cette époque, ne donnaient, par minute, qu'un débit total de 70 litres 6.

Le 21 janvier 1867, à 30 mètres de profondeur, on trouva des sources thermales, qui donnèrent 100 litres à la minute. La source principale donnait 60 à 70 litres à 55° cent.; le reste du liquide était fourni par divers filets plus froids et certainement mêlés d'eaux pluviales. Le résidu, à l'évaporation, n'était que de 3^{gr}875 par litre. Ce forage tarit les sources Nouvelles, et celles du Coin, du Grand Bain et du Bagnassou.

Le 13 octobre 1867, un élément étranger intervint dans la lutte, en la personne de M. de Sedaiges. La commune de Murat-le-Quaire, dont dépendit la Bourboule jusqu'en 1875, avait donné à ferme, entre autres choses, à M. de Sedaiges : le droit de cherche, captage, conduite et exploitation des Eaux thermales et minérales pouvant exister sur les terrains communaux des sections de la Bourboule et du Quaire. Le concessionnaire fit, en cette qualité, creuser sur la place, en face de l'*hôtel de l'Univers* actuel, le puits qui porte son nom.

Pendant ce temps, M. Mabru avait fait transformer le bâtiment où M. Perrière avait découvert la source thermale en un établissement, uniquement composé d'un rez-de-chaussée, un peu en contre-bas du sol de la rue. Ce rez-de-chaussée formait une vaste salle voûtée, divisée en deux parties par une galerie centrale, de chaque côté de laquelle étaient aménagés des cabinets de bains et de douches. On comptait dans cet établissement 19 cabinets bien éclairés, spacieux, propres et commodes. Les baignoires étaient en lave, comme celles de l'établissement Choussy.

C'est alors que M. Choussy creusa à quelques mètres du puits Mabru le puits de l'Écurie. Il y rencontra la nappe qui alimentait le puits Mabru et en retira une quantité d'eau suffisante pour les besoins de son établissement.

En 1868, fût creusé le puits Choussy, n° 1, dans un jardin situé à peu de distance du granit.

Le 3 avril 1869, un coup de sonde fit jaillir une source située à 48 mètres de profondeur. Sa température était de 54°, son débit de 156 litres à la minute. Le puits fut creusé jusqu'à 77^{m}37 de profondeur. Cette source tarit les fontaines de la Rotonde et des Fièvres et diminua beaucoup le débit du puits Mabru qui se réduisit à environ 20 litres par minute; la température de l'eau s'abaissait en même temps à 37°.

Au même moment, à deux mètres du jardin de M. Choussy, pendant que celui-ci faisait creuser un puits, M. Perrière commençait sur la place publique le puits qui porte son nom.

A 53 mètres, on vit jaillir (19 mai 1869) une source abondante qui diminua beaucoup l'eau du puits Choussy. L'eau, fournie par le puits Perrière était conduite dans l'établissement Mabru, au moyen d'une pompe de petit calibre.

M. Choussy entreprit alors le forage d'un second puits. (Puits Choussy, n° 2.) Ce puits, qui porte aussi le nom de *Puits du Réservoir*, fut creusé à 2 mètres de la voie publique, au nord, et à 4 mètres du puits Perrière.

En 1870, M. Perrière creusa un autre puits sur le communal entre la Dordogne et les maisons de la Bourboule. On trouva l'eau minérale à 33 mètres de profondeur; on creusa jusqu'à 120 mètres. Les 18 derniers mètres sont dans le granit. Résidu salin : 2^{gr} 926. Température, 25° 5.

En 1876, M. Choussy fit placer dans le puits du Réservoir une pompe puissante qui, descendant plus bas que celle du puits Perrière, put épuiser la totalité de l'eau minérale qui alimentait ce dernier, en pompant jour et nuit.

Entre les saisons 1876 et 1877, on reprit le forage du puits Sedaiges. L'eau, qui s'y était montrée, dès qu'on fut arrivé au septième mètre, y surgit à 18ᵐ 50, sous forme d'une source à 30°, et d'un débit de 50 à 60 litres ; à 20 mètres, elle fournit 100 litres. Le forage fut terminé à 84ᵐ40, le 24 février 1877.

En 1877, on reprit le forage du puits Perrière, et on le continua jusqu'à 75ᵐ 73 (24 mars). On y descendit à 71 mètres, une pompe encore plus puissante que celle de M. Choussy, et pendant tout le temps qu'elle fonctionna, les puits du Réservoir et du Jardin restèrent vides. A la même époque, fut commencé, à 30 mètres au sud du puits Perrière, dans le jardin placé derrière la maison Peironnel (logement du Directeur actuel), un puits, qu'on appelle puits *central*. Foré jusqu'à 137ᵐ15, il donnait 45 litres à la minute.

En mai 1878, M. Choussy poussa la sonde jusqu'à 75 mètres. La crépine de sa pompe était à 3 mètres en contre-bas de celle de la pompe du puits Perrière. Il espérait ainsi s'emparer de l'eau minérale de ce puits ou au moins la partager. Les résultats ne répondirent pas à ses espérances. Il poussa jusqu'à 84 mètres, dont 15 dans le granit altéré ; mais l'eau n'arrivait toujours dans son forage que quand la pompe du puits Perrière cessait de fonctionner.

Voici comment M. Henry a expliqué le fait : l'extrémité du puits Perrière est entre le puits Choussy, nº 2, et l'extrémité supérieure de la faille d'origine par laquelle l'eau minérale arrive des profondeurs de la terre. L'eau minérale, arrêtée à son passage, par la pompe du puits Perrière, ne peut monter dans le puits Choussy, que lorsque cette pompe cesse de fonctionner.

En 1872-73, une Compagnie s'était formée à Clermont. Elle fora deux puits artésiens sur la rive gauche de la Dordogne, et à peu de distance de cette rivière, dans l'espoir d'épuiser les puits Choussy et Mabru. On trouva deux sources, l'une à 34 mètres, l'autre à 68^{m}25. La première fournit un résidu de 0^{gr}648 ; la deuxième, un résidu de 0^{gr}992. Leur débit est de 98 litres, à 19° 2, pour la première et de 39 litres, à 19°3, pour la deuxième ; soit ensemble 137 litres à la minute. On leur a donné le nom de sources *Fenestre*, du nom d'un village voisin.

La Compagnie fermière actuelle a été fondée en juin 1875. Elle ne possédait primitivement que l'établissement Mabru. Les pompes du puits Choussy, nº 2, absorbant complètement l'eau du puits Perrière et des puits voisins, elle fut obligée de suspendre les bains. Après des péripéties sans nombre, elle finit cependant par l'emporter, réunit les deux sources Fenestre et tous les puits creusés sur la rive droite par MM. Mabru, Perrière et de Sedaiges, M. Mabru s'étant associé aux deux autres le 18 août 1867.

Cette lutte, qu'on appela la *guerre des Puits*, ne cessa que peu de temps avant la mort de M. Choussy (1879). Un nouvel établissement thermal fut créé et depuis lors, la Compagnie est seule à exploiter les sources de la station.

Ces compétitions, mesquines en apparence, ont eu néanmoins leur utilité.

Les puits, qui donnaient 35 litres en 1858 (Tournaire), 52 en 1866 (Pigeon et Castel), en donnent plus de 600 actuellement à la minute. Si le débit était resté ce qu'il était en 1858, la Bourboule serait demeurée l'humble village qu'elle était à cette époque, et n'aurait pu acquérir le développement qu'elle possède actuellement et qui nous met en droit d'espérer la voir, dans un avenir prochain, parmi les premières stations françaises.

Les jaugeages faits en 1877 par M. l'Ingénieur des mines Amiot, ont donné comme résultats officiels, les détails suivants, *à une petite profondeur* :

Puits Perrière.......	388 lit. 5	à la minute.
» Sedaiges......	94	»
» de la Plage....	13	»
» Fenestre n° 1..	98	»
» Fenestre n° 2..	39	»
TOTAL......	632 lit. 5	par minute.

Il n'y a pas lieu, en réalité, d'y ajouter le débit du puits Choussy, puisqu'il n'y a qu'une seule source alimentant à la fois les deux puits Choussy et Perrière.

Mais quand on pompe dans l'un des deux, de façon à abaisser fortement leur niveau, la source donne plus de 400 litres à la minute. (Lettre personnelle de M. le directeur Lamarle, en date du 4 août 1893.)

Voici maintenant une copie des coupes géologiques des terrains traversés par les différents puits que la Compagnie actuelle a fait creuser ou continuer de creuser.

Ces renseignements sont dus à l'obligeance de M. Lamarle, qui a conduit les travaux.

PUITS PERRIÈRE. — A 53 mètres on a trouvé, le 19 mai 1869, une source chaude à 54°.

Débit 230 litres. Le forage a été continué jusqu'à 75ᵐ73. La température au fond du puits est de 60°2.

De 0ᵐ » à 2ᵐ10.......	Sable et galets.
2 10 à 53 ».......	Tuf trachytique bleu.
53 » à 62 77........	Tuf plastique.
62 77 à 64 12.......	Tuf granitique.
64 12 à 75 73.......	Granit.

PUITS SEDAIGES. — A 18ᵐ50, on a trouvé une source à 30°. Le forage a été continué jusqu'à 84ᵐ40.

De 0ᵐ » à 2ᵐ10.......	Sable et galets.
2 10 à 18 50... ...	Tuf dur bleuâtre.
18 50 à 20 ».......	Tuf très dur
20 » à 35 ».......	Tuf sableux dur.
35 » à 36 ».......	Morceaux de granit.
36 » à 40 ».......	Tuf schisteux très dur.
40 » à 49 ».......	Tuf schisteux.
49 » à 59 50.......	Tuf tendre.
59 50 à 61 50.......	Couche plus dure.
61 50 à 67 ».......	Tuf tendre.
67 » à 70 ».......	Tuf graveleux.
70 » à 72 ».......	Tuf argileux mou.
72 » à 81 ».......	Tuf plastique.
81 » à 83 25.......	Tuf granitique.
83 25 à 84 40.......	Granit.

PUITS DE LA PLAGE. — A 33 mètres émerge

une source à 25°. Forage continué jusqu'à
120 mètres.

```
De   0ᵐ »  à   2ᵐ10......  Sable et galets.
     2 10 à 102  »......  Tuf trachytique.
   102  » à 108 50......  Granit.
   108 50 à 109  »......  Coulée de tuf.
   109  » à 120  »......  Granit.
```

PUITS CENTRAL (137^m15).

```
De   0ᵐ »  à   2ᵐ15......  Sable et galets.
     2 15 à  23  »......  Tuf dur bleu.
    23  » à  35 80......  Tuf dur sableux.
    35 80 à  36 40......  Morceaux de granit.
    36 40 à  47  »......  Tuf schisteux.
    47  » à  50 50......  Tuf schisteux très dur.
    50 50 à  64 35......  Tuf tendre.
    64 35 à  66 50......  Tuf très schisteux.
    66 50 à  68 60 .....  Tuf mou.
    68 60 à  69 78......  Tuf plastique.
    69 78 à  90  »......  Tuf granitique.
    90  » à 115 60......  Tuf  granitique  très
                          inégal et très dur.
   115 60 à 122 10......  Tuf granitique moins
                          résistant.
   122 10 à 128 70......  Éboulis de granit dé-
                          composé.
   128 70 à 135 57......  Tuf  granitique  peu
                          dur.
   135 57 à 137 15......  Éboulis de granit et
                          de tuf.
```

SOURCES FENESTRE (161ᵐ26).

De   0ᵐ » à   2ᵐ »...... Tuf.
     2 » à 21 »...... Tuf bleu dur.
    21 » à 22 82...... Tuf graveleux.
    22 82 à 23 30...... Granit désagrégé.
    23 30 à 27 90 ..... Tuf tendre sableux.
    27 90 à 27 95...... Sable gris.
    27 95 à 33 85...... Tuf tendre bleu.
    33 85 à 34 01...... Tuf dur.
    34.01 à 39 ».. ... Sable et débris de
                         roche.
    39 » à 40 20...... Tuf brun sableux.
    40 20 à 42 10...... Sables fins tufeux.
    42 10 à 47 65...... Sables fins et roches.
    47 65 à 49 17...... Sables fins tufacés.
    49 17 à 68 35...... Tuf bleuâtre avec ba-
                         saltes roulés.
    68 35 à 73 50...... Tuf tendre.
    73 50 à 73 90...... Tuf très dur.
    73 90 à 115 50...... Tuf tendre bleuâtre.
   115 50 à 115 70...... Veinule de tuf dur.
   115 70 à 120 87...... Tuf tendre bleu.
   120 87 à 121 02...... Tuf dur.
   121 02 à 125 60...... Tuf tendre.
   125 60 à 126 10...... Tuf légèrement mi-
                         cacé.
   126 10 à 126 70...... Tuf tendre.
   126 70 à 142 02...... Tuf tendre, couche
                         micacée dure.
   142 02 à 155 38...... Tuf tendre.
   155 38 à 158 30...... Tuf plastique glissant.
   158 30 à 161 26...... Tuf quartzeux granité.

BIBLIOGRAPHIE

Nicolas. — Les signes du temps à la Bourboule, 1891.

Bertrand. — Une épidémie de fièvre typhoïde à Tauves. *Th. de Paris*, 1891.

Henry. — Analyse de l'eau minérale de la Bourboule (source Choussy), 1870.

Nicolas. — La Bourboule actuelle. Paris, 1888.

Voisin, ingénieur des mines. — Rapport manuscrit sur les Eaux minérales de la Bourboule (17 septembre 1878).

Lyell. — Principes de géologie.

Nivet. — La Bourboule, ses Thermes et ses Eaux minérales, 1879.

— Annales scientifiques, littéraires et industrielles de l'Auvergne, 1850. Tome XXIII, p. 28.

Duclos. — Observations sur les eaux minérales de plusieurs provinces de France. Paris, 1675.

Chomel. — Traité des eaux minérales des bains et douches de Vichy. Clermont-Ferrand, 1734.

Le Monnier, médecin. — Observations d'histoire naturelle *in* Mémoires de l'Académie des sciences de Paris, 1744.

Planque, docteur-médecin. — Bibliothèque choisie des Médecins. Paris, 1753.

LEGRAND D'AUSSY.— Voyage fait en 1787-1788 dans les ci-devant provinces d'Auvergne. T. II, p. 152 et suiv. Paris, 1787-88.

DELARBRE. — Notice sur l'Auvergne et la ville de Clermont-Ferrand, 1805.

MICHEL BERTRAND. — Coup d'œil sur les eaux de la Bourboule et de Saint-Nectaire, 1823.

LECOQ. — Recherches sur les eaux minérales de la Bourboule *in* Annales scientifiques, littéraires et industrielles de l'Auvergne. Tome Ier, p. 257.

PRIRONNEL. — La Bourboule, sa station thermale, ses eaux minérales et son Établissement. Clermont-Ferrand, 1865.

ANNALES DES MINES. — T. IV, p. 215, 1873.

LEFORT. — Étude physique et chimique des eaux minérales thermales de la Bourboule. Paris, 1862.

CHABORY. — La Bourboule et les spéculateurs.

AMIOT, ingénieur ordinaire des mines. — Note sur le débit des sources minérales de la Bourboule, enregistrée au greffe de Riom, le 17 novembre 1877.

PRADIER. — Lettres médicales sur la Bourboule. Clermont-Ferrand, 1872.

HENRY, ingénieur des mines. — Note manuscrite sur les sources minérales de la Bourboule, 1876.

DELESSE. — Bulletin de la Société de géologie de Paris. T. XV, p. 752.

LAMARLE, ingénieur. — Notes manuscrites sur le captage de la source Perrière ; sur la stratification des terrains dans le puits Perrière et de Sedaiges et sur la position des puits exploités.

Truchot. — Dictionnaire des eaux minérales du département du Puy-de-Dôme. Paris, 1878.

Thomas Linn. — The health resorts of Europe. London, 1893, p. 145.

Monin. — La Bourboule (Esquisses d'hydrologie clinique). Paris, *Soc. d'édit. scientifiques*, 1894.

Heulz et Cathelineau. — Essai de Chimie biologique appliquée à l'étude de l'action physiologique et thérapeutique des eaux minérales de la Bourboule, p. 2 et suiv.

CHAPITRE II

Les établissements.

Leur mode d'alimentation. — Emploi et distribution de l'eau dans les établissements. — Etablissement Mabru. — Etablissement Choussy. — Etablissement des Thermes.

Les différents établissements thermaux de la Compagnie Fermière sont alimentés : en eau chaude, par les puits Choussy-Perrière, et en eau froide, par les puits Fenestre. Les puits Choussy-Perrière donnent l'eau minérale, sortant du même griffon,

De fortes pompes refoulent l'eau : soit directement dans les établissements pour y être utilisée immédiatement, soit dans d'immenses réservoirs, d'où elle revient aux établissements au fur et à mesure des besoins, par suite de la pression due à l'élévation de ces réservoirs, au-dessus des locaux où elle doit être employée. Ces pompes sont actionnées par des machines à vapeur installées sous le hangar qui recouvre le puits Choussy.

La Compagnie possède trois établissements thermaux :

1° L'établissement Mabru, situé environ à une trentaine de mètres du puits Choussy-Perrière, est affecté à la troisième classe.

Il contient 29 cabinets de bains (baignoires en fonte émaillée), des salles de pulvérisation, d'inhalation, de humage, de bains de pieds, un chauffoir et une buvette. Dans chaque cabine, il y a un appareil de douches locales chaudes, alimentées par des réservoirs spéciaux en tôle, qui dominent les galeries de bains.

L'eau chaude vient, soit directement du puits Choussy-Perrière, soit des réservoirs creusés dans le rocher, au-dessus de l'établissement. L'eau froide est fournie par les réservoirs creusés dans le parc Fenestre, alimentés par les sources du même nom et contenant chacun 450 m. c.

2° L'établissement Choussy, affecté à la deuxième classe, touche au précédent. Il comprend, tant au rez-de-chaussée, en grande partie affecté aux hommes, qu'au premier étage, réservé aux dames, 48 cabinets de bains contenant 53 baignoires en fonte émaillée, une très-jolie piscine, pouvant contenir de

20 à 25 personnes à la fois et alimentée par de l'eau minérale pure, des salles de pulvérisation, d'inhalation, de vapeurs et de bains de pieds, des salles de douches ascendantes et des bains de siège, des vestiaires et un chauffoir.

Quelques cabinets de bains, avec douches chaudes et froides, communiquent avec les salles d'inhalation, ce qui permet aux malades de prendre, après leur inhalation, un bain ou une douche, sans sortir et, par conséquent, sans s'exposer aux courants d'air. Cette disposition est spéciale à cet établissement.

Chaque cabinet de bain est muni d'appareils à douches locales chaudes. L'eau minérale chaude y arrive, après avoir passé par le réservoir Choussy, creusé dans le rocher de la Bourboule et contenant 500 m. c.

Toute l'eau qui arrive a donc séjourné un temps plus ou moins long dans ce réservoir; elle y perd une partie de son peroxyde de fer qui forme un dépôt assez notable au fond. Elle arrive par conséquent à la buvette, privée d'une partie de son fer.

3° L'établissement des Thermes, réservé à la première classe, est situé au centre de la Bourboule, le long de la rive droite de la Dordogne.

Non encore terminé, il formera un vaste

rectangle, dont chaque angle sera constitué par un pavillon couvert d'un dôme. Ces pavillons sont réunis, suivant les grands côtés du rectangle, c'est-à-dire parallèlement à la rivière, par les galeries de bains affectées, l'une aux hommes, l'autre aux dames, les bains de siège, les bains prolongés, les salles de massage, etc... Dans les angles des pavillons extrêmes, sont aménagées les salles d'inhalation, les douches ascendantes, les chauffoirs et le vestiaire. Les petits côtés du rectangle comprennent : les salles de pulvérisations, humage, douches nasales, auriculaires, pharyngiennes, oculaires, douches de tête, etc... contenant chacune 32 appareils, les salles de bains de pieds.

L'entrée principale donne accès dans une vaste salle, occupée en son milieu par la buvette, et aux extrémités de laquelle aboutissent les galeries de bains. Sur les côtés, se trouvent : le bureau de distribution des tickets et abonnements, le cabinet de consultation, les salles d'hydrothérapie chaude et froide, de douches de vapeur, de douches horizontales, en pluie, en cercle, douches de siège, dorsales, vaginales, etc... où l'eau arrive avec une pression variant de 10 à 14 mètres, les salles de vapeurs, de gargarisme, le cabinet de pesage et le salon de conversation des dames.

Le nombre des cabinets de bains est actuellement de 80. Il pourra être porté à 160. Chacun contient une baignoire en fonte émaillée et un appareil de douches avec boule de mélange, ce qui permet de donner soit des douches écossaises, soit des douches à température déterminée. Certains cabinets ont des salons annexés.

L'eau Choussy-Perrière est directement envoyée du puits dans l'établissement. On peut se rendre compte de ce fait en examinant l'intermittence du jet des buvettes. Mais lorsque les exigences du service le réclament, l'eau est amenée, soit du réservoir Choussy, soit d'un autre réservoir, dit réservoir Monier (1,500 m. c. de contenance). Ces deux réservoirs sont du reste réunis par une communication latérale, qu'on peut suspendre ou rétablir à volonté. Leur élévation donne à l'eau la pression voulue.

Pour les bains et douches, l'eau minérale est tempérée par l'eau des sources Fenestre (19°). La proportion habituelle pour les bains est d'environ un quart.

Les grandes douches et les douches de cabinets sont préparées à la température et à la pression voulues dans des bâches spéciales, à l'aide de mélangeurs.

Nous avons vu qu'au moment de la très grande consommation, l'eau des réservoirs se mêlait à celle des puits. En temps ordinaire, l'eau des puits va alimenter les buvettes, pulvérisations, etc... directement; l'excédent du débit de la pompe se rend dans le réservoir Monier. Cette disposition est spéciale à l'établissement des Thermes.

Dans la préparation des bains prolongés, il n'entre que de l'eau Choussy-Perrière. L'eau minérale pure est refroidie, à cet effet, dans des bâches spéciales.

CHAPITRE III

Modes d'administration des eaux.

But du traitement hydro-thermal. — Traitement interne.
— Doses. — Modes d'administration. — Traitement externe. — Bains : durée, température. — Mode d'action
du bain. — Douches locales et générales. — Douches
écossaises. — Douches chaudes, alternatives. — Modes
d'administration des douches. — Douches de vapeur. —
Hydrothérapie froide. — Massage sec et humide. — Bain
de vapeur. — Inhalation. — Humage. — Pulvérisation.

Tout traitement hydro-thermal a pour but :

1° Soit de faire pénétrer dans l'économie
certains principes médicamenteux (usage
interne);

2° Soit de modifier certains tissus ou certains organes, médiatement ou non, par une
application directe (bains et douches, inhalations et pulvérisations); la médication interne
pouvant, comme l'externe, être employée
seule ou associée.

On *boit* ordinairement l'eau par quarts,
demi-verres ou verres entiers, trois ou quatre

fois dans la journée, suivant l'âge, l'idiosyncrasie ou l'affection des sujets.

La première dose est habituellement bue à
jeun. Il est toujours utile de laisser un assez
long intervalle entre les doses; on évitera de
boire l'eau minérale pendant la période des
digestions. Les quantités prescrites varient
par jour d'un demi-verre à six et même huit
verres entiers. Le médecin est seul juge de
la dose à prescrire.

La majorité des malades supporte l'eau
minérale pure, telle qu'elle vient de la source.
Aux estomacs intolérants ou trop débiles, on
peut la couper avec du lait, du sirop d'écorces
d'oranges amères, de phosphate de chaux, des
préparations opiacées ou la faire prendre
pendant les repas, mélangée au vin.

L'intolérance absolue est l'exception.

Généralement, on combine le traitement
interne avec l'externe.

On ne donne pas de *bains* minéraux à une
température inférieure à 25°. La température
des bains varie de 33° à 45°; généralement,
on les donne à 35°. Le bain chaud ne dépasse
pas 38°. Sa durée n'excède généralement pas
3/4 d'heure. Le bain très chaud varie de 38 à
45 degrés; sa durée ne doit pas excéder un

quart d'heure, en raison de son action sur le cerveau et le cœur. La température des bains progressivement réchauffés, varie de 35 à 40°; leur durée est la même que pour les bains ordinaires; les bains prolongés peuvent durer deux heures et les bains de piscine de trois à quatre heures.

Comment agissent les bains ?

Dans sa *Thérapeutique balnéaire générale,* Lichtenstein a avoué que « nos connaissances actuelles ne suffisent pas pour établir une théorie satisfaisante ou une explication des effets des eaux minérales sur les différents états pathologiques..... La théorie balnéaire repose sur l'empirisme, sur les observations et constatations faites par les médecins ».

Cette action est néanmoins indiscutable.

Il est probable que les bains minéraux exercent surtout une action de contact sur les nerfs périphériques, action qui se répercute sur les centres nerveux et va modifier, par voie réflexe, les échanges interstitiels. Il faut aussi tenir compte de la température et de la durée du bain. Mais, même à la température indifférente, ils peuvent occasionner de l'excitation de la surface cutanée, de la rougeur, de l'irritation. On est alors obligé de les remplacer jusqu'à la disparition toujours assez rapide de ces phénomènes, par des bains d'eau douce, à température variant de 28 à 33°, soit pure, soit additionnée de son ou d'amidon.

Les *douches* sont locales (résolutives) ou générales (révulsives). La température moyenne des premières varie de 30 à 35°; celle des deuxièmes peut aller jusqu'à 40°. Elles sont terminées, en général, par un jet ou une pluie froide, dont la durée ne dépasse jamais quelques secondes.

Les douches écossaises se donnent toujours avec un écart de 20 à 25 degrés entre les températures *maxima* et *minima*. La durée de la douche froide n'excède jamais 10 à 20 secondes.

Les douches chaudes, au-dessous de 40 degrés, sont émollientes et sédatives ; au-dessus, elles sont excitantes. La durée de la douche varie, suivant la température, de 30 ou 40 secondes à 1 ou 2 minutes.

Les douches, graduellement réchauffées, puis stationnaires et graduellement refroidies, donnent de bons résultats sédatifs.

Il peut arriver que la douche locale, appliquée en un point encore un peu irrité, réveille des douleurs et de l'inflammation, au-delà des points touchés. La douche ne se donne sur le point lésé que quand on veut produire de la stimulation sur un point atonique. Dans tous les autres cas, l'excitation générale, produite sur la peau par la douche, est suffisante.

Au résumé, les douches ont une force de projection, due à une pression moyenne de 11 mètres; leur température peut varier de 10 à 55°; mais au-dessous de 25°, on n'emploie que de l'eau naturelle.

Le jet, à tuyau plein, fournit toute l'énergie communiquée par la pression. On l'amoindrit au moyen de pommes d'arrosoir plus ou moins finement percées, ou bien en brisant le jet à l'aide de la main ou de surfaces sur lesquelles on le force à se réfléchir.

La douche se prend indépendamment du bain, ou bien elle l'accompagne.

La douche résolutive précède le bain et se donne à la même température que lui. La douche révulsive doit avoir une température très supérieure à celle du bain. On la fait souvent suivre d'une courte application froide. On la donne toujours après le bain.

La douche de vapeur se donne en vissant un tuyau de caoutchouc à un robinet qui communique avec un réservoir en ébullition.

L'autre extrémité du tuyau est terminée par une lance d'où s'échappe la vapeur.

Les malades doivent faire un peu d'exercice avant et après la douche. Ils doivent avoir chaud, transpirer même avant d'entrer dans les salles d'hydrothérapie; de même marcher une demi-heure après la douche, pour activer la réaction. Mais dans aucun cas, ces exercices ne seront poussés jusqu'à provoquer ni l'accélération des mouvements respiratoires, ni celle des battements du cœur.

La durée des douches froides varie de 15 à 20 secondes. Le massage, les frictions au gant de crin, l'enveloppement dans des linges bien chauds, ramènent la chaleur à la peau.

Les malades, qui ne peuvent marcher, sont transportés au moyen de chaises à porteurs dans leurs chambres, où on les entoure de tous les moyens propres à favoriser, entretenir et susciter la réaction.

Le *massage* agit sur la peau d'une manière analogue à la douche. Il est local ou général. On le dit sec, quand le malade n'a pas d'abord été soumis à l'action de l'eau; humide, s'il est combiné aux bains et aux douches. C'est un bon adjuvant du traitement thermal.

Le *bain de vapeur* se donne par encaissement. Le corps est mis en contact avec la vapeur dans une caisse faisant office de fauteuil complètement fermé, sauf dans le haut, où une ouverture a été ménagée pour permettre au malade de tenir la tête au dehors et respirer l'air extérieur. Les températures extrêmes sont 32 et 55 degrés. La température moyenne varie entre 42 et 45 degrés.

La durée maxima du bain de vapeur est de 30 à 40 minutes. Elle est inversement proportionnelle au degré de la température prescrite.

Dès que la sudation est établie, on peut renouveler l'air de la salle. On fait boire au patient un peu d'eau froide de temps en temps et on combat la céphalalgie, en refroidissant la tête et le visage du malade avec un linge imbibé d'eau froide. On termine la séance par une douche générale froide, en pluie ou en jet. L'effet de ces bains est excitant, révulsif, avec une température de 50° et au-dessus, ou sudorifique et altérant avec une température de 42 à 45°.

L'*inhalation* a pour objet d'introduire dans l'appareil respiratoire des gaz ou des vapeurs, dans le but d'y exercer une médication locale appropriée. Elle est surtout destinée à faire pénétrer dans les canaux bronchiques, les gaz contenus dans les eaux minérales.

La disposition des salles d'inhalation varie suivant les établissements.

A l'établissement Mabru, les séances d'inhalation se donnent dans une salle spéciale, avec un appareil qui poudroie l'eau minérale, au moyen d'un jet de vapeur.

A l'établissement Choussy, un générateur adjoint de la vapeur d'eau à l'eau thermale, de manière à en surélever la température.

A l'établissement des Thermes, l'eau est purement minérale, comme à Mabru, et vient directement de la source ou des réservoirs, sans subir aucun mélange.

Dans ces deux derniers établissements, la salle d'inhalation peut contenir de 8 à 10 malades.

Comme sièges, sont installées des chaises de bois; au milieu de la salle, une cuve métallique de 1^{m}50 de diamètre; une planche de bois est fixée dans son intérieur. L'eau qui arrive au-dessus de la cuve, tombe au moyen d'une grosse pomme d'arrosoir, sur la planche, avec une pression de 8 mètres. Elle s'y brise, se convertit en buées qui remplissent

l'atmosphère de la chambre. Ces buées renferment les éléments de l'eau minérale. C'est
un véritable bain de vapeur.

En faisant varier la quantité d'eau qui
tombe, il est en même temps possible de faire
varier la température de 25 à 35 et même 38
degrés. Cette température peut du reste être
constatée à chaque instant à l'aide de ther-
momètres placés à cet effet dans les salles;
elle varie ordinairement de 30 à 34 degrés.

Les vestiaires, qui précèdent les salles, sont
chauffés au moyen d'un serpentin, dans lequel
circulent des courants d'eau très chaude.

Les malades n'entrent dans la salle d'inhalation que revêtus d'un simple peignoir.

La durée de l'inhalation varie de 15 à
40 minutes.

On voit, par ce qui précède, que, contraire-
ment à ce que l'on fait dans les diverses stations thermales, à la Bourboule, le malade
respire, non de l'eau minérale réduite en vapeur, mais de l'eau minérale réduite à l'état
de poussière impalpable.

Il peut survenir, à la suite des séances
d'inhalation, de la *céphalalgie;* on y remédie
au moyen de bains de pieds chauds. Il est du
reste de règle, pour éviter tout phénomène

congestif, de faire prendre à tous les malades, un bain de pieds chaud, pendant la séance d'inhalation.

Ces phénomènes sont assez rares; il est plus fréquent d'observer de la *dyspnée*, au moins au début. Il peut même survenir de la *toux*.

Mais ces accidents durent peu. En cas d'excitation exagérée, on donne un bain sédatif. Les malades feront bien de se recoucher après l'inhalation; une heure de repos est nécessaire, pour faire tomber l'excitation de la peau et des voies aériennes.

A la fin de chaque série, on établit dans la salle une énergique ventilation.

L'inhalation étant beaucoup trop forte pour les malades susceptibles de troubles cardiaques, on a recours chez eux au *humage*. Voici en quoi consiste l'appareil : l'eau minérale monte dans une tige verticale. A l'extrémité supérieure, tout autour du sommet, la tige est percée de 5 ou 6 petits trous, qui donnent chacun passage à un mince filet d'eau.

Ces filets d'eau viennent se poudroyer sous une pression de 5 à 6 atmosphères, contre les parois d'une coupe métallique. Celle-ci est recouverte d'un arc en berceau, également en métal. Cet arc laisse un vide, en avant et en arrière, pour le passage de la buée. Le malade est assis devant l'appareil; il aspire, dans une serviette pliée en entonnoir et qui bouche le vide opposé à lui, en y plongeant le nez et la bouche, l'eau poudroyée ramenée ainsi dans cette espèce de cornet. De longues et profondes inspirations permettent à la vapeur de pénétrer doucement dans l'arbre respiratoire. La buée est d'autant plus chaude que le malade est plus près de l'appareil.

La durée du humage varie de 15 à 30 minutes.

Voici quels sont ses avantages : 1° sa température est moins élevée que celle de l'inhalation; 2° le corps du malade n'est pas mouillé par la vapeur condensée; 3° la peau n'est pas excitée par le contact de la poussière d'eau minérale.

La *pulvérisation* permet de porter les principes médicamenteux sur de larges surfaces. Elle fouille les muqueuses et pénètre entre les follicules et les villosités ; mais sa force de projection est nulle. Elle n'a pas d'action résolutive et on ne peut pas l'assimiler à une douche locale. Enfin, elle ne peut être portée qu'à de faibles profondeurs.

Avec ce mode de traitement, ce ne sont plus des gaz, ni des vapeurs; c'est l'eau minérale en nature qui est portée sur les organes malades.

L'eau minérale arrive par un conduit spécial dans une petite cuve où elle est chauffée au moyen d'un serpentin dans lequel circule de la vapeur; de là, une pompe la refoule, à la pression de quatre atmosphères dans les pulvérisateurs. L'eau sort par une ouverture capillaire et vient se briser contre une palette concave, ou bien se transforme en une poussière extrêmement ténue à travers un tamis à mailles très serrées.

On réchauffe l'eau parce qu'elle se refroidit toujours un peu en sortant du pulvérisateur. L'usage du tamis ou de la palette, la durée des séances varient suivant l'affection à traiter.

CHAPITRE IV

Les facteurs accessoires du traitement

Le changement de milieu. — Le changement d'air. —
Le changement de vie. — L'influence de l'exercice. —
Promenades à pied, à cheval, en voiture. — Conseils
aux baigneurs. — La saison. — Durée du traitement.

Parmi les nombreux facteurs, d'où dépendent les effets complexes d'un traitement thermal, il faut citer le changement de milieu. Les conditions hygiéniques jouent un grand rôle dans le traitement de toutes les maladies, mais principalement dans celui des maladies chroniques; et si le malade retire un réel bénéfice du traitement thermal, l'influence de l'atmosphère, de l'alimentation, de l'exercice, lui constitue de précieux auxiliaires.

Michel Bertrand, le grand médecin du Mont-Dore, disait : « Ce ne sont pas les charmes d'un beau site qui guérissent les rhumatismes : jamais le changement d'air n'a délivré un blessé des suites d'un coup de feu ; et les plaisirs de la société n'ont pas fait déposer les béquilles à tel indigent, qui a du moins cet avantage, dans sa condition, que les écarts de l'imagination compliquent rarement les maux dont il est affecté. » Ceci dit pour répondre aux sceptiques qui attribuent tous les effets de la cure aux conditions de résidence, de déplacement, aux distractions, au voyage, au changement de climat et d'altitude.

Ces sceptiques sont aussi loin de la vérité que les enthousiastes qui, tombant dans l'excès contraire, considèrent ces conditions accessoires, comme de nulle importance, et n'attribuent qu'aux eaux seules, l'efficacité de la cure.

La vérité est entre ces deux extrêmes. Commençons donc par préciser les effets accessoires relatifs au milieu thermal.

Tout malade désireux de retirer de bons effets de sa cure devra, dès son arrivée, tâcher de s'affranchir autant que possible de toute préoccupation morale, de tout souci, pour ne plus s'occuper que des soins à donner à son état. L'ennui est nuisible. Il est d'observation banale que la distraction, l'amusement, le plaisir peuvent faire oublier la douleur, au moins momentanément.

Ces réflexions ne peuvent s'appliquer qu'aux malades encore assez valides pour vivre de la vie de tout le monde, qui viennent aux eaux autant pour leur santé que pour leur agrément. Ceux-là se soignent... en s'amusant. Ils recherchent donc pour venir, l'époque où la saison bat son plein, du 1er juillet au 15 août généralement. Je conseillerai aux confrères d'adresser leurs malades *sérieux* en dehors de ces moments de presse et de cohue. Ils y gagneraient à tous les égards, d'autant que juin et surtout septembre sont les deux plus beaux mois de l'année à la Bourboule. Mais la mode est là... et en septembre il n'y a presque plus personne, en dehors des fidèles qui, venant depuis longtemps, ont appris, à leurs dépens, les inconvénients de la *season*.

Ceci dit, revenons à notre sujet.

Le *changement d'air* procure par lui-même une puissante diversion. Sortir pour un temps de la vie ordinaire, changer d'air, de milieu, d'habitudes, est une bonne chose en soi.

Ses avantages sont connus depuis longtemps.

Hufeland attribuait une action merveilleuse à l'amusement qui résulte des changements de spectacle que procurent les voyages. Pour lui, ce genre de distractions contribue puissamment au renouvellement et au rajeunissement de la vie.

Fonssagrives reconnaît une action manifestement bienfaisante aux changements d'air, pendant la durée des affections chroniques.

En modifiant le mode de vitalité des tissus, les réactions qui s'y produisent, l'air pur impressionne favorablement notre organisme; mais en changeant d'air, le malade change de milieu et en venant aux eaux, il change surtout de manière de vivre, ce qui n'est pas sans importance.

La situation, le climat, l'altitude des stations thermales ont aussi leur influence.

Les *promenades* dans les montagnes sont un excellent exercice, pourvu qu'on les fasse avec modération. Le médecin est, du reste, seul juge de la question d'opportunité des promenades ou ascensions.

L'*exercice* est un activant des fonctions circulatoires, pulmonaires et cutanées, amenant le développement du système musculaire et l'exagération de l'activité de tous les organes. Mais pour en obtenir un effet favorable, il doit être réglé d'après le degré de vigueur du sujet et de sa réaction à la fatigue.

Les malades qui ne peuvent bénéficier des avantages de l'exercice à pied, de beaucoup le plus salutaire, les convalescents, les valétudinaires profiteront de la promenade en voiture. Tout en changeant de lieu, en respirant un air plus pur que l'air renfermé d'une chambre d'hôtel, ils éviteront la fatigue des ascensions.

Enfin, toutes les fois que le malade pourra la supporter, l'équitation sera indiquée, car cet exercice accroît la force musculaire du sujet, tout en tenant son attention éveillée.

Si nous joignons à ces distractions, l'obligation, pour la plupart des malades, de se lever de bonne heure, en raison des exigences du traitement, nous comprendrons combien la vie active et agréable dans une station peut jouer un rôle dans une cure thermale.

Suivant l'époque de la saison, les séries de bains, douches ou inhalations commencent de cinq à huit heures du matin. Le baigneur devra se vêtir chaudement pour se rendre aux différents établissements ; il évitera autant que possible les refroidissements, surtout nuisibles le soir. Il devra se coucher de bonne heure, au moins autant que possible, le sommeil étant indispensable pour aider à supporter les fatigues de la cure.

Le *régime alimentaire* devra être doux et végétarien; mais la sévérité du régime est bien moins scrupuleusement observée dans nos hôtels qu'à Vichy, malgré les recommandations du corps médical.

La *saison* commence le 25 mai pour finir le 1er octobre. Nous avons vu qu'il était de mode de ne venir que du 1er juillet au 15 août. Pour les raisons énoncées plus haut, je conseillerais de venir surtout en septembre.

On ne saurait croire, je le répéte, combien le charme des promenades, la vie au grand air, l'admiration des beautés de la nature influent sur les résultats du traitement.

La Bourboule est située, comme nous l'avons vu, à 852 mètres d'altitude. Même à cette faible hauteur, l'élimination du gaz carbonique est facilitée; l'activité de réduction de l'oxyhémoglobine est augmentée; il en est de même de la capacité respiratoire; la circulation générale est activée et, par suite, les échanges moléculaires sont facilités.

L'air y est moins chargé de vapeur d'eau et plus riche en ozone.

Les radiations lumineuses plus fortes ont une influence salutaire sur la nutrition.

La *durée* du traitement varie suivant les affections. Tout dépend du reste des résultats obtenus. Sa durée moyenne est de 25 jours ; mais ce laps de temps est trop court, quand il s'agit de combattre des états chroniques, datant souvent de plusieurs années.

Certains malades, désireux d'en finir au plus vite, prennent deux bains par jour et doublent la quantité de boisson, quotidiennement prescrite. Si le traitement externe, pratiqué d'une façon aussi intense, n'amène en général que de la fatigue ou des poussées, un traitement interne exagéré amène rapidement l'intolérance.

Écoutons à ce sujet les conseils de M. le Dr Peironnel, qui fut longtemps inspecteur de la station :

« Tout malade sérieux, qui va aux eaux, doit se préoccuper constamment de tirer le meilleur parti possible du traitement pour lequel il se déplace. S'il se tient au-dessous des doses qui convenaient, il se refusera une partie des chances de guérison qu'il pouvait espérer ;

s'il se place au contraire au-dessus de ces doses, il entame une campagne dangereuse pour son organisme. Il dépasse le but à atteindre, n'améliore rien et peut compromettre davantage sa situation. Pour éviter ces deux écueils, la meilleure méthode consiste à bien étudier sa constitution et à bien connaître le remède à l'action duquel on va la soumettre. Il faut, en outre, suivre pas à pas, le traitement, accorder un peu plus en un jour, retenir un peu plus en un autre, subordonner enfin, avec le plus grand soin, chaque quantité du médicament et chaque mode d'administration aux dispositions particulières du sujet et du moment. Ces précautions sont utiles partout; elles sont indispensables, quand il s'agit des eaux minérales les plus actives. Les plus belles cures que j'ai faites sont tout particulièrement celles que j'ai le plus surveillées.

» Aussi, mon grand, mon irréalisable désir serait-il de voir chacun de mes malades, chaque jour, pendant son traitement. Si je pouvais faire cela, la proportion de guérisons que nous obtiendrions augmenterait, j'en ai la certitude, d'une façon notable..... La durée de la cure doit être de 16 à 40 jours. Elle est subordonnée en grande partie aux goûts et aux ressources ; mais elle l'est aussi à la nature de la maladie. Les affections névralgiques ou rhumatismales sont traitées en 16 ou 18 jours.

» Toutes les autres, surtout les scrofules, les maladies de la peau et la syphilis constitutionnelle exigent un traitement de 30 à 40 jours. Les cures les plus longues sont, de tout point, les plus difficiles à conduire à bonne fin. Aussi, est-ce bien dans leurs dernières périodes que l'on peut craindre d'être alternativement ou simultanément traversé par la poussée, la fièvre thermale, la saturation, accidents très communs dans notre pratique des eaux. »

En résumé, on ne peut pas fixer, *a priori*, la durée de la saison. On peut même être obligé d'interrompre le traitement pendant quelques semaines et compléter ensuite la cure par une deuxième saison ; mais celle-ci pourra être plus courte que la première.

La durée du bain est en moyenne de 25 minutes (sauf, bien entendu, pour les bains prolongés). Là encore, tout dépend du degré d'excitabilité du malade et de l'affection dont il est porteur. On ne dépasse pas généralement un quart d'heure chez les enfants.

Le bénéfice du traitement hydro-thermal n'apparaît pas toujours de suite. Au moment où nos malades quittent la station, ils sont encore sous l'influence des eaux ; ce n'est qu'un ou deux mois après la cessation du traitement, qu'on peut juger de son efficacité.

La plupart des maladies soignées à la Bourboule étant constitutionnelles, il est rare qu'une saison les fasse disparaître, et l'on comprendra que plusieurs saisons soient nécessaires en général.

BIBLIOGRAPHIE

M. Bertrand. — Recherches sur les propriétés physiques des eaux du Mont-Dore, 1825.

Hufeland. — Histoire de la santé. Berlin, 1812.

Fonssagrives. — Dictionnaire de la santé.

— Article « Climat » du Dictionnaire encyclopédique des sciences médicales.

Peironnel. — La Bourboule, sa station thermale, ses eaux minérales et son établissement thermal. Clermont-Ferrand, 1865.

Lombard. — Les stations sanitaires au bord de la mer et dans les montagnes ; les stations hivernales ; choix d'un climat pour prévenir et guérir les maladies. Paris, 1880.

CHAPITRE V

Nature des eaux.

A quelle classe doit-on rattacher les eaux de la Bourboule ? — Caractères physiques de l'eau de la Bourboule. — Analyses des eaux de la Bourboule (Bouis et Lefort, 1878 ; Wilmm, 1879). — Composition chimique des eaux de la Bourboule. — Richesse arsenicale de l'eau de la Bourboule. — Origine de cet arsenic. — Résumé de la discussion portée à la Société d'Hydrologie médicale de Paris sur l'importance de l'arsenic dans la composition de l'eau de la Bourboule. — Conclusions.

Durand-Fardel place les eaux de la Bourboule entre celles de Carlslad et celles de Vichy. Il en fait le trait d'union entre les bicarbonatées sodiques et les bicarbonatées chlorurées et sulfatées, et les range parmi les chlorurées bicarbonatées.

Bazin place la Bourboule en tête des eaux arsenicales, à base d'arséniate de soude.

Rotureau en fait le type du groupe des chlorurées arsenicales.

Dujardin-Beaumetz et Yvon la qualifient : chlorurée, bicarbonatée (arsenicale).

La caractéristique de la Bourboule est, en effet, due à sa teneur en *arsenic.*

C'est Thénard qui, le premier, y a signalé la présence d'arsenic à l'état d'arséniate de soude (1853). Il avait opéré sur les sources du Grand-Bain.

En 1856, Gonod, pharmacien-chimiste à Clermont-Ferrand, opérant sur le résidu ferrugineux de la source des Fièvres, a signalé des traces d'iode dans les sédiments et ses expériences ont été confirmées par celles de Lefort en 1862.

On a aussi trouvé de l'arsenic uni au fer dans les dépôts ocracés, abandonnés par les sources. On a voulu en conclure que les sources avaient changé de nature.

Voici l'explication du fait : lorsque les eaux de la Bourboule sont exposées au contact de l'air, elles perdent leur gaz carbonique, l'arsenic se combine alors au fer qui, dissous dans l'eau à l'état de sel au minimum, passe à l'état de sous-sel au maximum, et se précipite en même temps que le carbonate ferreux, au moindre contact de l'air, en n'entraînant que des quantités impondérables d'arsenic.

L'eau de la Bourboule est limpide, incolore, onctueuse au toucher.

Exposée à l'air, elle se couvre d'une pellicule irisée et se trouble légèrement par la concrétion d'une matière grasse, sorte de glairine, analogue à la Barégine, qu'on a nommée Bourbouline et qui serait formée, suivant Lefort, par une matière organique de nature bitumineuse. Elle n'encroûte pas les surfaces qu'elle baigne, mais lorsque son écoulement est entravé, elle laisse à la longue sur le fond des réservoirs ou des conduits, un dépôt gris foncé, limoneux, extrêmement doux, comme savonneux au toucher (Choussy). Sur les surfaces où elle coule lentement à l'air libre, elle favorise le développement d'algues spéciales. Suivant Danjoy et Paul Petit, ces algues ne sauraient vivre ni se développer que dans cette eau, et encore dans les conditions d'écoulement citées plus haut. Elles appartiennent aux genres : Spirulina, Oscillarioïdes, Nodularia, Harveyina, Oscillaria, Navicula, Tryblionella, Nitzschia, Surirella, Gallionella.

Elles ont été chimiquement analysées par M. Bourquelot.

100 grammes de matière sèche équiva-

lant à 314 grammes d'algues fraîches ont donné :

Matière organique	54.49
Gravier à gros grains	13.88
Silice	16.92
Sels minéraux	14.71
Total	100.00

Ces 14 gr. 71 de sels minéraux se répartissent pour 100 grammes de matière sèche de la façon suivante :

Arsenic	0.89
Sesquioxide de fer	6.18
Alumine	0.18
Magnésie	0.552
Chaux	10.80
Antimoine	traces.

On notera la grande richesse d'arsenic du résidu.

Ces 0,89 d'arsenic dosés à l'état métallique représentent en effet 1 gr. 37 d'acide arsénique pour 100 grammes de matière sèche.

L'*odeur* de l'eau de la Bourboule, niée par certains auteurs, tiendrait, suivant Lefort, le milieu entre celle de la saumure et celle de l'hydrogène sulfuré.

Suivant Gubler, on sentirait, par intervalles, dans les locaux où elle passe et où elle séjourne, une odeur alliacée très nette, rappelant celle de l'hydrogène arsénié.

La *saveur* de l'eau de la Bourboule prise à la source, et bue chaude, rappelle celle du bouillon de veau un peu salé. Heulz prétend qu'elle donne à la bouche l'impression du lait chaud salé. Refroidie, elle a surtout une saveur acidule. En tous cas, elle est d'autant plus facile à boire qu'elle est plus chaude.

L'acide carbonique, qui perle dans l'eau des vasques et des baignoires, recouvre le corps du baigneur d'une véritable enveloppe gazeuse dont les bulles crépitent avec un bruissement singulier, au moment où le corps émerge en partie ou en totalité de la baignoire (Nicolas). Il est à remarquer que ce phénomène s'observe surtout lorsque, par suite des besoins du service, l'eau des puits est incessamment renouvelée.

La *densité* de l'eau Choussy-Perrière varie entre 1000,50 et 1000,53.

L'eau des sources Fenestre est claire, limpide, transparente et gazeuse. Elle laisse déposer au fond des vasques un sédiment ocracé, plus prononcé à la source n° 2. Sa saveur est styptique, astringente, aigrelette.

Suivant Clérault, l'eau de la source nº 2 aurait même un goût d'encre, comme l'eau du Mont-Dore. On peut néanmoins s'en servir comme eau de table.

La *thermalité* varie suivant les puits.

M. Lamarle, directeur de la Compagnie des Eaux, a trouvé :

Puits Perrière,	à la surface	56º5	au fond	60º2
» Sedaiges	»	45º5	»	59º3
» la Plage	»	27º6	»	58º1
» Central	»	28º	»	52º8
» Fenestre nº 1	»	19º1		
» Fenestre nº 2	»	19º2		

Parmi toutes les eaux minérales de l'Auvergne, celles de la Bourboule se distinguent par leur *thermalité* et par leur *minéralisation* (6 gr. 49 par litre).

Depuis 1828, les eaux de la Bourboule ont été maintes fois analysées. Je me bornerai à signaler les travaux de MM. Bouis et Lefort, en 1878, et de Wilmm, en 1879.

Analyse élémentaire de la source Choussy-Perrière. (Bouis et Lefort 1878) :

Résidu salin par litre................	4gr. 938
Arsenic métallique...................	0 00705
Acide carbonique libre et combiné...	1 7654
» chlorhydrique................	1 8517

Acide sulfurique...................... $0^{gr.}$ 1175
   » arsénique...................... 0 01081
   » silicique...................... 0 1200
Soude.............................. 2 4121
Potasse............................ 0 1025
Lithine............................ Indiquée.
Chaux.............................. 0 0739
Magnésie 0 0135
Alumine............................ Indices.
Peroxyde de fer.................... 0 0021
Oxyde de manganèse................ Traces.
Matière organique.................. Indices.

Composition des sources minérales de La Bourboule, d'après l'analyse faite par MM. Bouis et Lefort, le 28 mai 1878.

COMPOSITION	PERRIÈRE	SEDAIGES	LA PLAGE	FENESTRE n° 1	FENESTRE n° 2
Débit à la minute................	388l 5	94l	12l 8	98l 2	39l 2
Température { à la surface........	56° 5	49° 5			
{ au fond...........	60° 1	59° 5	27° 6	19° 1	19° 2
Arsenic métallique...............	0,00705	0,00689	0,00193	0,00096	0,00104
ou Acide arsénique.............	0,01081	0,01054	0,00295	0,00147	0,00159
ou *Arséniate de soude*..........	0,02847	0,02776	0,00776	0,00385	0,00418
Acide carbonique libre..........	0,05180	0,16620	0,26600	0,03360	0,16540
Chlorure de sodium..............	2,84060	2,61020	1,70110	0,16260	0,18600
Chlorure de potassium............	0,16230	0,14270	0,12350	0,01290	0,03100
Chlorure de lithium..............	*Indiqué.*	*Indiqué.*	*Indiqué.*	*Indiqué.*	*Indiqué.*
Chlorure de magnésium..........	0,03200	0,02430	0,01800	»	»
Bicarbonate de soude............	2,89200	2,11060	1,62650	0,58620	0,93570
Bicarbonate de chaux.............	0,19050	0.15010	0,13900	0,0?060	0,02340
Bicarbonate de magnésie.........	»	»	»	0,01150	0,00480
Bicarbonate de fer...............	»	»	»	0,01250	0,01970
Sulfate de soude................	0,20840	0,17800	0,12310	0,02180	0,03720
Peroxyde de fer.................	0,00210	0,00180	0,00070	»	»
Oxyde de manganèse.............	Indiqué.	Indiqué.	Indiqué.	Indiqué.	Indiqué.
Acide silicique.................	0,12000	0,11700	0,10000	0,07960	0,07940
Alumine........................	Indiqué.	Indiqué.	Indiqué.	Indiqué.	Indiqué.
Matière organique..............	d°	d°	d°	d°	d°

Composition élémentaire du résidu des eaux de La Bourboule.

(Analyse de M. WILMM en date du 12 avril 1879).

ÉLÉMENTS	CHOUSSY	PERRIÈRE	SEDAIGES	FENESTRE n° 1	FENESTRE n° 2
Température	50o	52° 4	50° 3	19o	18.8
Pression barométrique au moment de l'observation : 672 ^{mm}					
Acide carbonique total	1,7910	1,9695	1,7550	0,3796	0,5410
Silice	0,1052	0,1128	0,1115	0.0340	0,0628
Oxyde ferrique	0,0035	0,0027	0,0037	0,0028	0,0043
Oxyde de manganèse	Traces.	Traces.	Traces.	Traces.	Traces.
Calcium	0,0427	0,0425	0,0367	0,0044	0,0073
Magnésium	0,0108	0,0122	0,0097	0,0010	0,00114
CO^3, O du dépôt	0,0911	0,0943	0,0795	0,0095	0,0138
Acide carbonique des carbonates solubles	0,7518	0,7407	0,7086	0,1566	0,1796
SO^3	0,1400	0,1377	0,1300	0,0210	0,0228
As O^4, acide arsénique (radical acide de l'arséniate trisodique)	0,0101	0,0104	0,0115	0,00345	0,0040
Chlore	1,9223	1,9116	1,6296	0,1200	0,1988
Iode, acide borique	Traces.	Traces.	Traces.	»	»
Brome	Douteux.	Douteux.	Douteux.	»	»
Sodium	1,2882	1,8116	1,6048	0,2120	0,2666
Potassium	0,1009	0,1000	0,0890		0,1311
Lithium	0,0041	0,0039	0,00455	Non déterminé.	Non déterminé
Matières organiques	Traces.	Traces.	Traces.	Traces.	Traces.
TOTAL par litre	5,0107	4,9804	4,41815	0,56475	0,78224
Poids du résidu observé	5,0380	5,0005	4,4552	0,5800	0,7860

L'analyse de MM. Bouis et Lefort fait encore loi auprès de la Compagnie fermière. Celle de M. Wilmm fut faite au laboratoire de M. Wurtz, sur la demande du Comité consultatif d'hygiène (12 avril 1879).

Source *Choussy*. — T = 56°. Eau recueillie au déversoir du puits, extérieurement au tube de sondage.

Source *Perrière*. — T = 53°4. — Eau puisée directement au bouillonnement du puits.

Sources *Sedaiges*. — Même température, mêmes conditions de puisement que ci-dessus.

Sources *Fenestre*, 1 et 2. — Sources jaillissantes, la n° 2 en aval du n° 1. T. du n° 1 = 19°. T. du n° 2 = 18°8.

Dosage de l'arsenic par le procédé employé pour la première fois par Millot et Maquenne pour l'analyse de ces mêmes eaux.

L'arsenic est contenu dans la partie soluble du résidu de l'évaporation, ce qui établit nettement qu'il est contenu dans l'eau sous la forme d'arséniate alcalin.

(WILMM).

ÉLÉMENTS	CHOUSSY	PERRIÈRE	SEDAIGES	FENESTRE n° 1	FENESTRE n° 2
Acide carbonique libre CO^2.......	0,4544	0,7555	0,5991	0,1551	0,2574
» » combiné.........	*1,2366*	*1,2240*	*1,7559*	*0,2245*	*0,2836*
Silice.........................	0,1052	0,1128	0,1115	0,0340	0,0628
Carbonate de calcium............	0,1068	0,1062	0,0918	0,0110	0,0182
» de magnésium..........	0,0378	»	»	»	»
» ferreux	0,0051	»	»	»	»
» de manganèse...	Traces.	Traces.	Traces.	Traces.	Traces.
» de sodium............	1,1769	1,1762	1,1038	0,2801	0,2807
» de potassium..	0,1785	0,1769	0,1575		0,0373
» de lithium	0,0211	0,0206	0,0241	Indéterminé.	Indéterminé.
Chorure de sodium............	3,1677	3,1501	2,6854	0,1978	0,3281
Sulfate de sodium............	0,2071	0,2038	0,1922	0,0311	0,0337
Arséniate trisodique...........	0,0150	0,0115	0,0172	0,0051	0,0060
Iode, acide borique............	Traces.	Traces	Traces.	Traces.	Traces.
Matières organiques.............	Traces.	Traces.	Traces.	Traces.	Traces.
TOTAL par litre.........	5,0212	5,0088	4,4230	0,5670	0,7770

Voici les quantités de bicarbonates en $C^2 O^5 M^{ii}$ et $C O^3 M'H$ correspondant aux carbonates ci-dessus :

	CHOUSSY	PERRIÈRE	SEDAIGES	FENESTRE n° 1	FENESTRE n° 2
Bicarbonate de calcium...........	0,1538	0,1529	0,1322	0,0152	0,0262
» de magnésium.........	0,0575	0,0656	0,0518	0,0058	0,0061
» ferreux	0,0070	0,0054	0,0074	0,0056	0,0086
» de sodium...........	1,8654	1,8612	1,7495	0,4400	0,4449
» de potassium........	0,2588	0,2565	0,2284		0,0541
» de lithium...........	0,0388	0,0379	0,0443	Indéterminé.	Indéterminé.

Tableau comparatif de la richesse en arsenic des diverses sources
de la Compagnie, évaluée en milligrammes.

	CHOUSSY	PERRIÈRE	SEDAIGES	FENESTRE n° 1	FENESTRE n° 2
Arsenic métallique...............	5,42	5,6	6,2	1,86	2,15
Anhydride arsénique $As^2 O^5$........	8,30	8,6	9,5	2,85	3,29
Arséniate trisodique $As O^4 Na^3$.....	15 »	15,5	17,2	5,15	6 »
Arséniate disodique $As O^4 Na^2 H$...	13,40	13,9	15,4	4,60	5,30
Arséniate anhydre..............	12,80	13,22	14,63	4,40	5,07
Arséniate du Codex $As O^4 Na^2 H7 H^2 O$	22,58	22,30	25,80	7,74	8,94

Il était intéressant de savoir si la richesse en arsenic ne variait pas
suivant les saisons. Du tableau suivant, relatant les expériences faites par
le professeur Riche, à différentes époques de l'année, il résulte que la
teneur en arsenic ne subit pas de variations appréciables.

Teneur en arsenic des eaux de La Bourboule à différentes époques de l'année (Analyse de M. le professeur Riche).

ANALYSE		PERRIÈRE	CHOUSSY N° 2	LA PLAGE	FENESTRE n° 1	FENESTRE n° 2
12 février 1879	Température	54° 9	Non analysé.	23°	19° 2	19°
	Arsenic	0,0068		0,0024	0,0014	0,0014
	Acide arsénieux	0,0091		0,0031	0,0018	0,0018
	Acide arsénique	0,0105		0,0036	0,0021	0,0021
	Arséniate de soude	0,0282		0,0099	0,0058	0,0058
Minéralisation		5,030	»	3,100	0,580	0,800
29 mai 1879	Température	54° 7	52 7	Non analysé.	19° 2	19°
	Arsenic	0,0078	0,0060		0,0012	0,0015
	Acide arsénieux	0,0103	0,0080		0,0016	0,0019
	Acide arsénique	0,0119	0,0093		0,0018	0,0022
	Arséniate de soude	0,0324	0,0249		0,0049	0,0032
Minéralisation		5,070	5,060	»	0,660	0,810
26 juillet 1879	Température	53° 5	51°	26°	19° 2	19° 1
	Arsenic	0,0071	0,0087	0,0029	0,0012	0,0015
	Acide arsénieux	0,0095	0,0115	0,0038	0,0016	0,0019
	Acide arsénique	0,0110	0,0134	0,0044	0,0018	0,0022
	Arséniate de soude	0,0295	0,0361	0,0120	0,0049	0,0062
Minéralisation		4,850	5,580	2,000	0,650	0,810
22 septembre 1879	Température	52° 7	49° 6	27°	19°	19°
	Arsenic	0,0059	0,0051	0,0024	0,0013	0,0015
	Acide arsénieux	0,0077	0,0067	0,0031	0,0017	0,0019
	Acide arsénique	0,0090	0,0077	0,0036	0,0020	0,0022
	Arséniate de soude	0,0245	0,0212	0,0099	0,0054	0,0062
Chlorure de lithium		0,014	0,017	0,010	0,005	0,004
Minéralisation		0,730	4,700	1,860	0,640	0,750

Chomel a constaté la présence du *bitume* dans l'eau qui lui avait été soumise. Sauf Lefort, personne ne l'a mentionné dans les analyses postérieures à cette époque (1734). Il faut noter cependant qu'il se dépose au fond des puits une certaine quantité de matière bitumineuse qui, dans des circonstances encore mal déterminées, arrive aux buvettes et en ternit l'émail.

Les eaux de la Bourboule contiennent 2gr. 892 de *bicarbonate de soude* par litre, plus que Saint-Nectaire, Royat ou le Mont-Dore, plus même que Saint-Jean de Vals, mais beaucoup moins que les eaux fortes de Vals ou de Vichy, qui en contiennent de 5 à 9 grammes par litre.

La Bourboule est donc une eau *bicarbonatée sodique moyenne.*

Le *chlorure de sodium* entre dans la composition de l'eau de la source Perrière pour environ 2 gr. 840 par litre. Ce degré de minéralisation place la Bourboule dans la classe des *chlorurées-sodiques mixtes* entre Bourbon-Lancy (1.2919 à 1.3116) et Bourbonne (5.80), à côté de Saint-Nectaire (2.5444 à 2.7633) et de Bourbon-l'Archambault (2.240).

Suivant J. Lefort, des couches de ce sel

existeraient dans les interstices ou les pores des roches ignées, où il se serait déposé, soit entre deux périodes d'éruptions volcaniques, soit postérieurement à ces éruptions, ou à la suite des soulèvements si nombreux subis par l'Auvergne, aux époques antédiluviennes.

Mais ce qui caractérise la Bourboule, c'est sa teneur en *arsenic*.

La Bourboule occupe le premier rang de toutes les eaux *arsenicales* connues. Perrière contient en effet 0,02847 d'arséniate de soude par litre, correspondant à 0,00705 d'arsenic métallique.

Voici comparativement les proportions d'arsenic contenu dans les autres eaux arsé-nicales connues :

Cransac (Haute-Richard), 0,009 de sulfure d'arsenic, correspondant à 0,0063 d'arsenic métallique.

Hammam-Mez-Coutin, 0,005 d'arsenic métallique.

Saint-Honoré, 0,0014 d'arsenic (Byasson).

Saint-Louis de Vals, 0,001 d'arséniates.

Dominique de Vals, 0,003 d'arséniate de soude.

Bouquet de Vichy, 0,002 d'arséniate de soude.

Crucifix de Plombières, 0,002 d'arsenic.

Bussang, 0,0012 d'arséniate de fer.

Mont-Dore, 0,00096 d'arséniate de soude, correspondant à 0,00045 d'arsenic.

De la teneur en arsenic des sources de la Bourboule, il résulte qu'un litre d'eau de la Bourboule contient l'équivalent de 21 gouttes de la solution arsénicale de Fowler.

D'où *vient* cet arsenic?

Suivant J. Lefort, les eaux se minéralisent au-dessous des terrains cristallisés ; mais elles empruntent leur arsenic au tuf ferrugineux et arsénifère qui recouvre les granits d'où elles émergent.

Suivant Berthelot, au contraire, l'arséniate soluble contenu dans les eaux de la Compagnie, tire son origine des profondeurs de la terre. Il est amené par les eaux à travers les fissures des terrains granitiques et ne se produit pas au contact des terrains désagrégés, placés au-dessus du granit.

MM. Jules François et Garrigou appuient cette opinion.

Du reste, les trachytes de la région ne contiennent pas d'arsenic. Ce n'est donc pas aux roches sédimentaires que les eaux minérales de l'Auvergne empruntent les subs-

tances minérales et organiques qu'elles tiennent en dissolution. Elles vont les chercher
dans les profondeurs du globe et les ramènent à la surface de la croûte terrestre, qu'elles
recouvrent de leurs dépôts. Ces dépôts pro-
viennent de la décomposition d'une partie
des sels qu'elles renferment, et qui deviennent insolubles, lorsque les eaux perdent
leur gaz carbonique et sont soumises à l'action
du contact de l'air. (Nivet.)

Malgré sa richesse en arsenic, la Bourboule
n'est pas placée par tous les auteurs au premier rang des eaux arsenicales. Sauf Bazin,
personne n'a voulu lui reconnaître cette place.

M. Boucomont, de Royat, l'assigne aux eaux
du Mont-Dore, qui ne contiennent que 0,00096
d'arséniate de soude. Suivant lui, les autres
éléments minéralisateurs de l'eau de la Bourboule altéreraient son effet arsenical.

M. Richelot du Mont-Dore a encore été plus
loin. Il n'a pas craint de dire que les eaux de
la Bouboule par leur enrobement dans les
autres éléments de minéralisation, perdaient
assez de leur caractère arsenical pour être
inférieures à celles du Mont-Dore, la médication Mont-Dorienne représentant la médication arsenicale dans toute sa pureté.

M. Château de la Bourboule s'est chargé de lui répondre.

Suivant Richelot, le chlorure de sodium est l'antagoniste de l'arsenic. Il appuie son dire sur les opinions formulées par Gubler.

Mais, Gubler n'a jamais, il l'a dit lui-même, songé à contester l'action synergique du chlorure de sodium et de l'arsenic associés dans une eau minérale, et encore moins à représenter le premier comme l'antidote du second. Ce prétendu antagonisme entre les deux substances n'a lieu que relativement aux combustions respiratoires ; l'arsenic les modère, le chlorure de sodium les favorise. « En thérapeutique, dit Gubler, l'antagonisme entre deux principes actifs n'est jamais complet ; on trouve toujours que certains de leurs effets sont synergiques ou différents. C'est évidemment ce qui a lieu pour l'arsenic et le chlorure de sodium réunis dans l'eau de la Bourboule. L'eau de la Bourboule agit certainement comme eau arsenicale. Ses effets, dus à l'arsenic, ne sont certes pas diminués par les effets physiologiques du chlorure de sodium qu'elle renferme. » Lorsque l'arsenic et le chlorure de sodium sont pris concurremment dans un but de modifications profondes, c'est-à-dire d'une façon lente et continue, ces deux altérants ne sont plus antagonistes ; ils se prêtent, au contraire, un mutuel appui. (Gubler.)

A dose modérée, en effet, le chlorure de sodium facilite l'hématose en augmentant la résistance du globule sanguin et son pouvoir absorbant vis-à-vis de l'oxygène, tandis que l'arsenic fixe l'oxygène dans le globule, en ralentissant les phénomènes d'oxydation.

« Entre ces deux corps, il n'y a donc que concordance, sympathie et synergie d'action. » (Dr Morin.)

Comme l'a fort bien dit le Dr Vérité, les eaux minérales agissent par leur ensemble. Vouloir n'en considérer qu'une partie, c'est méconnaître leur essence et ne pas comprendre leur action.

Si l'enrobement pouvait enlever quoi que ce soit à l'effet thérapeutique de l'eau de la Bourboule, ce serait en même temps bien nuisible aux effets de l'eau du Mont-Dore, car ces dernières contiennent plus de sels fixes encore que l'eau de la Bourboule, un milligramme d'arséniate de soude correspondant à 0,38 de principes fixes à la Bourboule, et à 2,08 au Mont-Dore.

La Bourboule est donc un médicament mixte *suî generis*, dont l'arsenic est la tonique; il est même fort heureux pour nos eaux que l'arsenic y soit associé à des sels fixes, car en ötant ses effets toxiques, ils n'en laissent subsister que les effets thérapeutiques.

De son côté, J. Lefort a montré que l'arsenic contenu dans l'eau de la Bourboule a la même puissance d'action que dans les préparations pharmaceutiques.

Choussy attribue à l'eau de la Bourboule la même minéralisation que le sang, arsenic bien entendu, mis à part.

Renfermant près de 7 grammes de sels dont 3,5 de chlorure de sodium et 2,25 de bicarbonate de soude, elle constitue un véritable sérum minéral, sortant naturellement formé des profondeurs de la terre.

Ces propriétés en font une base fortifiante et reconstituante, applicable dans tous les cas où il faut réparer les pertes du sang en principes minéraux.

BIBLIOGRAPHIE

Durand-Fardel. — Traité des eaux minérales de la France et de l'Etranger. Paris, 1883.

Bazin. — Leçons sur le traitement des maladies de la peau, par les eaux minérales.

Rotureau. — Dictionnaire des eaux minérales, article « Bourboule ».

Articles « Bourboule » et « Eaux minérales » du Dictionnaire Encyclopédique des sciences médicales.

Dujardin-Beaumetz et Yvon. — Formulaire. Paris, Doin, éditeur.

J. Lefort. — Etude physique et chimique des eaux minérales thermales de la Bourboule. Paris, 1862.

Choussy. — Etude médicale sur l'eau de la Bourboule, 1873. — Circulaire adressée aux médecins de France, 1878.

Danjoy. — De la matière organique et organisée des eaux de la Bourboule, in *Annales de la Société d'Hydrologie*, 1885.

Gubler. — Comptes rendus de la Société de Thérapeutique, 1877.

Nicolas. — La Bourboule actuelle. Paris, 1888.

Clérault. — La Bourboule et ses eaux minérales, 1877.

CHOMEL. — Traité des eaux minérales, des bains et des douches de Vichy. Clermont-Ferrand, 1734.

TRUCHOT. — Dictionnaire des eaux minérales du département du Puy-de-Dôme. Paris, 1878.

BYASSON. — *Thèse* sur la recherche, le dosage et l'état de l'arsenic dans quelques eaux arsénicales, in *Annales de la Société d'Hydrologie médicale*, t. XXVII.

J. LEFORT. — Sur la présence de l'arsenic dans les eaux minérales, in *Annales de la Société d'Hydrologie de Paris*, t. IX, p. 224, 1863.

BERTHELOT. — Lettre manuscrite sur la présence de l'arséniate de soude dans les eaux de la Bourboule, 1877.

JULES FRANÇOIS. — Lettre manuscrite sur la présence de l'arsenic dans les eaux de la Bourboule, octobre 1877. (Cite l'opinion du Dr Garrigou.)

V. NIVET. — La Bourboule, ses thermes et ses eaux minérales, 1879.

VON LASSAULX, de Bonn. — Etudes pétrographiques sur les roches de l'Auvergne, in *Mémoires de l'Académie des Sciences, Belles-Lettres et Arts de Clermont-Ferrand*, t. XVI, 1874.

BOUCOMONT. — Les eaux minérales d'Auvergne, 1878.

RICHELOT. — Discussion sur la nature arsenicale des eaux du Mont-Dore, in *Annales de la Société d'Hydrologie médicale de Paris*, 1876.

CHATEAU. — La Bourboule et le Mont-Dore, in *Annales de la Société d'Hydrologie médicale de Paris*, t. XXII, p. 205.

Rapport sur un travail de **M.** Vérité, in *An-nales d'Hydrologie médicale de Paris*, t. XX, p. 298.

Gubler. — *Annales de la Société d'Hydrologie médicale de Paris*, t. XX, p. 213.

Vérité. — Sur le traitement de l'eczéma et du psoriasis aux eaux minérales de la Bourboule, in *Annales de la Société d'Hydrologie médicale de Paris*, t. XX.

Annales de la Société d'Hydrologie, 1885.

CHAPITRE VI

Les nouvelles sources.

Sources Clémence, Henry et Marie-Rose. — Analyses de ces eaux. — Propriétés de la source Clémence. — Ses indications. — Géologie de la région.

On a trouvé, depuis 1890, trois nouvelles sources dans des terrains situés sur la rive gauche de la Dordogne, dans la propriété *des Gourres*, appartenant à Mlle Cornudet.

Ces sources alcalines sont appelées à compléter la gamme thermale de notre station.

L'exploitation de la source Clémence a été autorisée par décision de l'Académie de médecine, en date du 14 juin 1892.

Il existait autrefois dans la vallée, non loin de la source Clémence actuelle, une source qui s'écoulait naturellement à fleur du sol, sans aménagement aucun. Elle s'appelait *source des Pigeons*, et elle a disparu, à la suite des fouilles exécutées près de cet endroit. Le forage a été continué jusqu'à 20^m35 de pro-

fondeur. On a rencontré deux veines aquifè-
res : l'une à 12 mètres, peu importante ; l'autre,
beaucoup plus considérable, à 20 mètres.

Ce qui la distingue d'une façon toute spéciale des eaux du même bassin, c'est la quantité de bicarbonate de magnésie (0,4928)
qu'elle contient.

La découverte de deux nouvelles sources,
sises dans un périmètre voisin de la première,
porte actuellement à trois le nombre des
sources exploitées par Mlle Cornudet.

La première de ces deux sources a été appelée *source Henry*. Sa température est de
10°. Son débit est de 2,100 litres par 24 heures
ou de 20,000 à la pompe.

Ce qui la distingue des autres sources, c'est
sa richesse beaucoup plus grande en acide
carbonique (2 gr. 1730 par litre).

La troisième source découverte dans le
même périmètre porte le nom de source
Marie-Rose.

Elle se distingue des deux précédentes par
la présence de bicarbonate de potasse, de lithine, et de l'alumine. — et une quantité très sensible de chlorures de cœsium et de rubidium.

Voici du reste les analyses successivement
faites de ces trois eaux :

Bordeaux, le 9 novembre 1890.

Laboratoire de chimie analytique du D^r Ch. Blarez, professeur de chimie à la Faculté de Bordeaux, chimiste de la Ville.

Analyse de la source Clémence.

Résultats analytiques.

Résidu fixe à 100°....	4^{gr}051 0/00
» à 120°	3 980 »

Dosage des radicaux électro-négatifs.

Chlore (combiné)......................... ..	1^{gr}3633 0/00
Acide sulfurique (S O^3)....................,	0 0513 »
Silice (Si O^2)..............................	0 0530 »
Acide carbonique combiné (Co^2)...............	0 5940 »
Acide carbonique à demi combiné (des bicarbonates) (Co^2)........................:...	0 5940 »
Acide carbonique libre en dissolution (Co^2) 806^{cm3}.................................	1 5846 »
Acide arsénique (As^2 O^5) correspondant à 0^{gr}00175 d'arsenic........................	0 0027 »

Bases et éléments électro-positifs.

Soude (Na^{2}O).............................	1^{gr}4248 »
Chaux (Ca O).............................	0 2200 »
Magnésie (Mg O)	0 0287 »
Fer et alumine............................	Traces.

Composition calculée.

Bicarbonate de soude Co^2, NaH.............	1^{gr}3690 0/00
Bicarbonate de chaux C^{2}O^6, Ca'' H^2........	0 5808 »
Chlorure de sodium Na Cl.................	2 2460 »
Sulfate de magnésie So^4 Ma...............	0 0800 »
Arséniate de soude As O^4 Na^2 + 12 aq.....	0 0098 »
Acide carbonique libre dissous Co^2........	1 5846 »
Fer, silice et divers, approximativement....	0 0530 »

TOTAL des substances minéralisatrices.... 5 9232 0/00

D^r Ch. BLAREZ.

École nationale des mines

Extrait des registres du Bureau d'essai pour les substances minérales. — Analyse chimique de la source « Clémence » à la Bourboule (Puy-de-Dôme) par M. A. CANNOT, directeur du Bureau d'essai. — Température : 13 degrés centig.

Matières dosées par litre d'eau :	
Acide carbonique total	2ᵹ 3250
— chlorhydrique	1 7360
— sulfurique	0 1270
Silice	0 0670
Protoxyde de fer	0 0240
Chaux	0 1100
Magnésie	0 1540
Potasse	0 1548
Soude	1 6013
Matières organiques	traces
Lithine	traces
Acide arsénique	0 0049
TOTAL	6ᵹ 3040

Composition hypothétique, calculée par litre :	
Acide carbonique libre	0ᵹ 9890
Bicarbonate de chaux	0 2820
— de *magnésie*	0 4928
— de soude	1 3640
— de fer	0 0520
Silicate de soude	0 2350
Arséniate de soude	0 0088
Sulfate de soude	0 2250
Chlorure de potassium	0 2450
— de *sodium*	2 5650
— de lithium	traces
Matières organiques	traces
TOTAL	6ᵹ 4556

Paris, le 27 septembre 1891.

Extrait des Registres du Bureau d'Essai pour les substances minérales.

Paris, le 10 septembre 1892. — Eau minérale de la commune de La Bourboule, « Source Henry », découverte dans la propriété de Mlle Cornudet, adressée avec certificat de puisement, signé : LE MAIRE DE LA BOURBOULE.

On a dosé par litre d'eau :		*Composition hypothétique calculée par litre :*	
Acide carbonique { libre	2g1630	Acide carbonique libre	2g1630
Acide carbonique { des bicarbonates	1,2132	Silicate de soude	0,2300
Acide chlorhydrique	1,7130	Arséniate de soude	0,0076
Acide sulfurique	0,1460	Bicarbonate de chaux	0,5760
Silice	0,0580	— de magnésie	0,2436
Protoxyde de fer	0,0180	— de soude	0,9930
Chaux	0,2240	Sulfate de soude	0,2590
Magnésie	0,0760	Chlorure de potassium	0,2310
Potasse	0,1450	— de sodium	2,5690
Soude	2,0570	— de lithium	Traces.
Lithine	Traces.	TOTAL	7g2722
Acide arsénique	0,0042		
TOTAL	7g7274		

Résidu fixe par litre évalué à 180° = 4g650

L'Ingénieur en Chef des mines, Directeur du Bureau d'Essai,

Signé : A. CARNOT.

Source Marie-Rose.

Analysé du 9 novembre 1892. — Eau envoyée le 5 octobre 1892, avec certificat de puisement et de mise en bouteilles de M. le Maire de la Bourboule (M. Parmentier, professeur de chimie à la Faculté des sciences de Clermont). — Résidu minéral par litre : 1^g.894. T $=$ 18°5, prise à la source, le 8 octobre 1892.

Matières dosées par litre d'eau à la source, le 8 octobre 1892.		*Groupement hypothétique des éléments.*	
C O²	1^{g}561	Acide carbonique libre	0^{g}936
H Cl	0,572	Silice	0,103
S O⁴ H²	0,066	Bicarbonate de chaux	0,193
Acide arsénique	0,003	» de magnésie	0,095
Acide phosphorique	»	» de protoxyde de fer	0,017
Silice	0,103	» de potasse	0,095
Protoxyde de fer	0,007	» de soude	0,790
Chaux	0,067	» de lithine	0,004
Magnésie	0,026	Chlorure de magnésium	»
Potasse	0,045	» de potassium	»
Soude	0,827	» de sodium	0,916
Lithine	0,001	Sulfate de magnésie	»
Alumine	0,005	» de soude	0,117
Matières organiques	Traces.	Arséniate de soude	0,005
Manganèse	quantit⁵ sensibles	Phosphate de soude	»
Cæsium et Rubidium	quantit⁵ tr. sens.	Matières organiques	Traces.
Acide borique	Traces.	Alumine	0,005
		Bicarbonate de manganèse	Traces.
		Chlorure de Cæsium et de Rubidium	quantit⁵ tr. sens.
		Borate de soude	Traces.
Total	**3,283**	**Total** avec C O² libre	**3,276**
		» sans »	**2,340**

Tableau comparatif des trois sources appartenant a Mlle Cornudet.

Groupement hypothétique par litre	NOM DES SOURCES			OBSERVATIONS
	CLÉMENCE	HENRY	MARIE-ROSE	
Arséniate de soude.............	0,0088	0,0076	0,005	La source *Clémence* est la plus riche des trois en : Arséniate de soude, chlorure de potassium, bicarbonate de soude, magnésie, fer, sulfate de soude, silicate de soude.
Acide carbonique libre..........	0,9890	2,1630	0,936	
Chlorure de sodium..............	2,5650	2,5690	0,916	
»　　de potassium............	0,2450	0,2310	»	
»　　de lithium..............	Traces.	Traces.	»	
Bicarbonate de soude............	1,3610	0,9930	0,790	
»　　de chaux.............	0.2820	0,5760	0,193	La source *Henry* est de beaucoup la plus bicarbonatée. Elle contient un peu plus de chlorure de sodium, notablement plus de bicarbonate de chaux. un peu plus de sulfate 'e soude.
»　　de magnésie..........	0,4928	0,2436	0,095	
»　　de fer................	0,0520	»	0,017	
»　　de potasse............	»	»	0,095	
»　　de lithine	»	»	0,004	
Sulfate de soude................	0,2250	0,2590	0,117	
Acide silicique..................	»	»	0,103	
Silicate de soude................	0,2350	0,2300	»	La source *Marie-Rose* contient seule du bicarbonate de potasse, de lithine et de l'alumine. Tous les autres éléments sont en moindre quantité.
Borate de soude.................	»	»	Traces.	
Alumine.........................	»	»	0,005	
Matières organiques.............	Traces.	»	Traces.	
Chlorure de Cœsium et de Rubidium	»	»	Quant tr. sensibles	
TOTAUX.	6,4556	7,2122	3,276	

Voici maintenant l'énumération des différentes couches géologiques traversées
successivement pour arriver à la captation
des sources Clémence, Henry et Marie-Rose,
avec leur profondeur et leur épaisseur res-
pectives.

Source Clémence.

Altitudes	Épaisseurs	Profondeurs	Couches géologiques
885	5,20	5,20	Tuf.
	4,24	9,44	Marne.
	1,10	10,54	Sable quartzeux.
	1,46	12 »	Tuf.
	0,24	12,24	Sable fin (source, gaz).
	2,19	14,43	Tuf.
	2,54	16,97	Marne.
	0,53	17,50	Tuf.
	0,90	18,40	Marne.
	0,15	18,55	Tuf (gaz).
	0,65	19,20	Sable (source minérale).
		20,35	

La source Clémence jaillit à une profondeur
de 19ᵐ20, mais on a creusé jusqu'à 20ᵐ35.

Source Henry.

Altitude	Epaisseurs	Profondeurs	Couches géologiques
880	6,60	6,60	Sable graveleux.
	2,70	9,30	Marne et sable graveleux.
	4 »	13,30	Sable argileux graveleux.
	5,15	18,45	Marne, sable et tuf graveleux.
	1,35	19,80	Marne graveleuse.
	13,20	33 »	Tuf graveleux (gaz et eau minérale).
	»	35,60	Gaz.
	5 »	38 »	Marne compacte.
	5,81	43,81	Tuf et marne.
	»	45,79	Gaz.
	3,09	46,90	Marne sableuse.
	»	52 »	Filon d'eau minérale gazeuse.
	6,60	53,50	Marne.
	»	54,55	Gaz.
	2,95	56,45	Marne micacée.
	»	74,18	Eau à 28°.
	»	78,40	Gaz.
	26,13	82,58	Tuf micacé.
	»	87,65	Eau minérale très bouillonnante.
	11,67	94,25	Marne, sable, tuf.
	8,70	102,95	Tuf trachytique.
	11,71	114,66	Marne et tuf.
	»	121 »	Filon d'eau minérale.
	8,88	123,54	Marne graveleuse.
		148 »	Sable et marne.

Source Marie-Rose.

Altitudes	Profondeurs	COUCHES GÉOLOGIQUES
900 »		Niveau du sol.
893,32	6,68	Tuf granitique.
889,70	10,30	Sable fin.
888,62	11,38	Tuf granitique et marne.
875 »	25 »	Tuf trachytique et marne grave-leuse.
		Filon d'eau gazeuse.
866,64	33,36	Sable fin et schiste siliceux.
		Eau et gaz.
860,50	39,50	Filon d'eau gazeuse.
857 »	43 »	Sable micacé et granit.
855,25	44,75	Tuf trachytique.
		Eau minérale non gazeuse.
852 »	48 »	Eau minérale non gazeuse.
		(Sable et tuf trachytique.)
850 »	50 »	Sable fin.
846,20	53,80	Filon d'eau non gazeuse.
»	57,72	Grès quartzeux siliceux.

Enfin, voici un tableau comparatif des différentes sources exploitées à La Bourboule, tant par la Compagnie que par Mlle Cornudet.

Ce tableau d'ensemble permettra de se rendre plus facilement compte des quantités d'éléments minéraux et gazeux contenus dans chacune de ces sources.

ÉLÉMENTS	CLÉMENCE (Carnot)	HENRY (Carnot)	MARIE-ROSE (Parmentier)	CHOUSSY (Wilson)	PERRIÈRE (Bouis et Lef.)	FENESTRE n° 1 (Bouis et Lef.)	FENESTRE n° 2 (Bouis et Lef.)
Arséniate de soude	0,0088	0,0076	0,0050	0,0155	0.02847	0,00385	0,00418
Acide carbonique libre	0,9890	2,1630	0,9360	0,4544	0,05180	0,03360	0,16540
Chlorure de sodium	2,5650	2,5690	0,9160	3,1677	2,84060	0,16260	0,18600
Chlorure de potassium	0,2450	0,2310	»	»	0,16230	0,01290	0,03100
Chlorure de lithium	Traces.	Traces.	»	»	Indiqué.	Indiqué.	Indiqué.
Chlorure de rubidium	»	»	T. sensib.	»	»	»	»
Chlorure de magnésium	»	»	»	»	0,03200	»	»
Chlorure de cœsium	»	»	T. sensib.	»	»	»	»
Bicarbonate de soude	1,3610	0,9930	0,7900	1,8654	2,89250	0,18620	0,93570
Bicarbonate de chaux	0,2820	0,5760	0,1930	0,1538	0,19050	0,02060	0,02310
Bicarbonate de magnésie	0.4928	0,2436	0,0950	0,0575	»	0,01150	0,00480
Bicarbonate de fer	0,0520	?	0,0170	0,0070	»	0,01250	0,01970
Bicarbonate de potasse	»	»	0,0950	0,2588	»	»	»
Bicarbonate de lithine	»	»	0,0040	0,0388	»	»	»
Bicarbonate de manganèse	»	»	Traces.	»	»	»	»
Sulfate de soude	0,2250	0,2590	0,1170	0,2071	0,020840	0,02180	0,03720
Borate de soude	Traces.	Traces.	Traces.	»	»	»	»
Silice Si O²	»	»	0,1030	0,1052	0,12000	0,07960	0,07940
Silicate de soude	0,2350	0,2300	»	»	0,1052	»	»
Alumine	»	»	0,005	»	Indiqué.	Indiqué.	Indiqué.
Matières organiques	Traces.	»	Traces.	Traces.	»	»	»
Peroxyde de fer	»	»	»	»	0,00210	»	»
Protoxyde de fer	»	0,0180	»	»	»	»	»
Oxyde de manganèse	»	»	»	»	Indiqué.	Indiqué.	Indiqué.
Iodures	»	»	»	Traces.	»	»	»
Débit	12	2.100 par 24 h. 20.000 à la pompe.	90	388ˡ5 par minute.	388ˢ5 par minute.	94,2	39,2
Température	13°	10o	18°5	56°5,à la surface et 60°4 au fond du puits (Lamarle)		19°1	19°2

CHAPITRE VII

Effets physiologiques de l'eau de la Bourboule.

Appareil digestif. — Foie. — Circulation. — Appareil respiratoire. — Sytème nerveux. — Appareil génito-urinaire. — Peau. — Nutrition. — Différences du mode d'action de l'eau administrée à l'extérieur et à l'intérieur.

Jusqu'à ces dernières années, l'action physiologique de l'eau de la Bourboule, Choussy-Perrière, n'était pas scientifiquement expliquée. Divers médecins de la station s'étaient bien occupés de noter les phénomènes objectifs produits par le traitement, mais l'urologie de la Bourboule était tout entière à faire.

C'est à M. Bernard, stagiaire de l'Académie de Médecine, que sont dues les premières études sur les modifications intimes, imprimées à l'organisme par l'usage de l'eau de la Bourboule.

Les données de la clinique sont actuellement insuffisantes pour expliquer les résultats obtenus par l'usage d'une eau minérale ou d'un traitement quelconque.

Comme l'a fort bien dit M. Albert Robin (Médecine moderne, 1891, n° 24), c'est à la chimie biologique qu'il faut s'adresser, si l'on veut fixer d'une façon certaine les indications et les contre-indications d'une balnéation hydro-minérale.

Dans les cures faites aux eaux de la Bourboule, deux éléments entrent en jeu, qui ont une action absolument opposée, suivant le mode d'administration des eaux. Ces deux principes sont : le *chlorure de sodium* et l'*arsenic*.

Mais avant d'étudier l'action de l'eau de la Bourboule sur la nutrition, il peut être utile de passer rapidement en revue les troubles que présentent certains malades pendant la cure. — Ces troubles sont relativement rares. Nous allons cependant examiner successivement les symptômes digestifs, nerveux, circulatoires, respiratoires, urinaires et cutanés que présentent certains malades à titres divers.

APPAREIL DIGESTIF.

Pendant les huit ou dix premiers jours,

prise à dose modérée, l'eau *constipe* généralement et active l'appétit. Mais cette règle
n'est pas absolue. L'eau minérale peut provoquer de la *diarrhée*. Cette irritation intes-
tinale n'est pas toujours due au traitement.

Le Dr Nicolas y voit une influence purement climatérique, analogue à celle qui produit la diarrhée des montagnes, dans l'Inde
anglaise.

J'en ai vu un cas, en 1891, qui, pour un
médecin non prévenu, eût pu faire penser à
une attaque de choléra.

Le malade, qui avait eu des selles rizifor-
mes, des vomissements, des crampes douloureuses, etc... fut immédiatement guéri par un
traitement approprié.

La plupart du temps, cette diarrhée résulte
d'un refroidissement ou d'un excès de boisson. Dans le cas précité, le malade avait bu
de l'eau minérale, en trop grande quantité,
n'en ayant nul besoin, et cette eau avait pro-
voqué une indigestion.

Ces accidents deviennent, du reste, très
rarement graves.

L'usage d'eaux alcalines, le sous-nitrate de
bismuth et les opiacés en viennent promptement à bout.

L'appétit peut persister pendant toute la durée du traitement. Il diminue généralement au bout de la première semaine. Chez certains individus, au bout d'un temps plus ou moins long, la langue devient saburrale; l'eau est prise avec répugnance. Elle occasionne alors des pesanteurs d'estomac, des nausées, de la diarrhée. Cette sorte d'embarras gastrique dénote l'intolérance. Indépendamment de l'usage des opiacés, il vaut mieux, en pareil cas, diminuer les doses quotidiennes d'eau minérale ou même les interrompre pendant quelques jours. Tout cesse bientôt et on peut alors reprendre sans danger la médication hydro-thermale.

L'intolérance absolue ne se rencontre que très rarement. Mais on ne doit jamais prendre, sans avis préalable, l'eau à hautes doses. Le médecin est seul juge de la quantité à prescrire chaque jour.

L'eau est généralement bien supportée, si on a soin de la prescrire à doses progressives.

Les malades dont les voies digestives sont en mauvais état, la tolèrent évidemment moins bien que les autres.

Mais, en règle générale, c'est surtout au

changement de milieu et aux écarts de régime, qu'il faut attribuer les différents troubles intestinaux que l'on a constatés. Dans tous les cas, les malades qui, vivant en famille, sont soumis à leur régime alimentaire habituel, y sont bien moins sujets que les autres. Les influences climatériques, les changements brusques de température, les temps froids et humides ont une influence manifeste et permettent d'expliquer les nombreux cas de diarrhée que l'on rencontre certaines années plutôt que d'autres.

La constipation du début ne dure pas; au bout de peu de jours, les fonctions intestinales s'accomplissent normalement.

L'augmentation de la soif est un phénomène très habituel. Sa durée est passagère.

FOIE.

Choussy a noté dans trois cas une poussée congestive de cet organe, vers le septième ou le huitième jour du traitement. Ces faits sont très rares, de même que le catarrhe des voies biliaires et l'inflammation aiguë aboutissant à l'hépatite suppurée.

La prédilection de l'arsenic pour le foie est bien connue. On devra donc surveiller son état avec d'autant plus de soin chez les sujets déjà atteints d'affections hépatiques.

CIRCULATION.

Les eaux de la Bourboule exercent une *action stimulante* sur la circulation.

Peironnel dit avoir toujours remarqué, après quelques jours d'usage du bain ou de la boisson, une plus grande fréquence et une plus grande rudesse des pulsations artérielles.

Nicolas et Dauzat n'admettent aucune action du traitement interne sur le cœur sain.

Heulz a noté un abaissement de la tension artérielle par le traitement interne, une augmentation de cette tension par l'usage des bains.

Pour ma part, sans admettre d'action réellement sthénique du liquide minéral sur les fibres musculaires du cœur et des gros vaisseaux, j'ai noté de la coloration et de la chaleur de la peau.

Peut-être n'y a-t-il pas là à tout prendre de relation de cause à effet et faut-il faire entrer d'autres facteurs en ligne de compte ?

APPAREIL RESPIRATOIRE.

Il peut se produire au début de la cure une *fluxion irritative* de la muqueuse des fosses nasales, du larynx et des bronches. Cette fluxion est due à une suractivité générale de la circulation.

Il en résulte un *coryza*, caractérisé par des éternuements peu fréquents, de l'enchifrénement, l'hypersécrétion d'un mucus nasal ambré; une *toux* aiguë, de la rudesse respiratoire; une sensation de *sécheresse* de l'arrière-gorge; de l'*insomnie*, suite de la gêne de la respiration. Ces phénomènes sont des moins fréquents.

On peut les attribuer à des imprudences ou aux fatigues du voyage, aussi bien qu'à des phénomènes d'élimination.

Généralement, au contraire, dès les premiers jours, l'*ampleur* des mouvements respiratoires augmente d'une façon très appréciable.

L'élumination de l'arsenic par les poumons n'est pas douteuse. Martin-Damourette a constaté l'odeur alliacée de l'haleine de plusieurs malades traités à Paris, par l'eau de la Bourboule. Cette odeur, attribuée à l'arséniure d'hydrogène, semble une preuve de la présence de l'arsenic dans les produits de l'exhalation pulmonaire.

SYSTÈME NERVEUX.

Choussy a rencontré des personnes impressionnables chez lesquelles les premiers bains donnaient des sensations comparables à celles de la faradisation.

Ces sensations diminuaient les jours suivants, pour reparaître dès que le temps devenait orageux. Le contact de l'eau minérale chaude provoquait alors de l'*impatience* chez ces baigneurs. Ces phénomènes sont encore plus marqués dans les cas où la peau est lésée. Les eczémateux, les lichéneux et les psoriasiques, par exemple, ressentent alors des démangeaisons insupportables.

Du reste, les eaux de la Bourboule sont un excitant presque constant du *système cérébral.*

La volonté et l'action sont plus promptes, plus résolues; l'énergie musculaire est accrue. Le sommeil est plus léger, ou peut même manquer. Chez les arthritiques, on a noté de l'énervement, le réveil ou l'apparition de douleurs sur des territoires encore indemnes, la sédation des appétits vénériens. Ainsi donc les uns se plaignent d'agitations, tandis que d'autres dorment mieux et se sentent plus calmes. Tout dépend en grande partie du genre de vie que mènent les malades. Certains sujets cependant paraissent réellement énervés par le traitement.

APPAREIL GÉNITO-URINAIRE.

L'eau, prise en boisson, diminue la quantité des urines; employée sous forme de bain, elle augmente au contraire la sécrétion urinaire.

L'eau, prise en boisson, augmente parfois la fréquence des envies d'uriner, mais n'augmente pas pour cela la quantité des urines. L'urine est louche et fortement colorée. Danjoy avait déjà remarqué que la diurèse était rigoureusement proportionnelle à la quantité d'eau ingérée.

Les malades atteints antérieurement de cystite, supportent difficilement les fortes doses d'eau. Ils peuvent même, la muqueuse uréthro-vésicale étant encore susceptible, éprouver du ténesme et des douleurs en urinant.

Suivant certains auteurs, le traitement thermal réveillerait même d'anciennes blennorrhagies guéries; mais la réapparition des accidents blennorrhagiques chez les arthritiques et les herpétiques est chose tellement banale, qu'il ne me semble pas devoir y être attaché beaucoup d'importance.

PEAU.

Les bains débarrassent rapidement la peau des croûtes et des crasses parasitaires; ils la blanchissent en quelque sorte.

Choussy avait constaté deux fois l'odeur alliacée de la sueur; cette odeur, surtout sensible aux aisselles, n'était perçue que chez des sujets qui n'usaient que de la médication externe (?).

Chez les sujets à peau saine, les éruptions thermales sont rares.

L'action des eaux de la Bourboule sur les fonctions cutanées se traduit par de l'assouplissement, de la moiteur, de l'onctuosité au toucher.

Ce travail d'expansion produit parfois chez les sujets à peau malade, des *éruptions*.

La surexcitation de l'appareil circulatoire, glandulaire et nerveux de la peau, peut occasionner du prurit, du fourmillement, de la chaleur. On aurait noté de la miliaire, de l'exfoliation épidermique, des éruptions papuleuses ortiées, des vésicules, même des pustules.

Choussy a signalé l'acné érythémateuse du visage, l'eczéma, le lupus érythémateux !

Suivant Dauzat, le Dr Prosnowski aurait produit sur lui-même une poussée aiguë de furoncles, en prenant tous les jours une dose croissante d'eau de la Bourboule.

Peironnel dit avoir observé des phlegmons, des abcès, des érysipèles (?).

Nicolas cite l'engorgement des ganglions lymphatiques, pouvant aller jusqu'à la suppuration, la coloration brune de la base des ongles.

Dauzat aurait noté de la pigmentation de la peau, surtout après l'exfoliation du psoriasis ; mais ce fait bien connu depuis les travaux de Besnier (notes de Kaposi, t. I, p. 559), ne saurait être imputé au traitement hydro-thermal.

Les éruptions papuleuses sont surtout fréquentes chez les femmes à peau fine. Ces poussées congestives me paraissent dues à la suractivité imprimée par la chaleur de l'eau au fonctionnement des glandes de la peau. Ces éruptions se montrent indépendamment des douches. On a voulu y voir une certaine preuve d'absorption.

Guéneau de Mussy dit avoir vu l'urticaire succéder deux fois à l'emploi de l'eau de la Bourboule transportée. (Com. orale citée par Nicolas.)

Suivant notre propre observation, d'accord en cela avec notre confrère Heulz, les rares accidents qui se produisent sont toujours le résultat d'un traitement intempestif, que les malades font sans direction.

Le Dr Vérité rapporte les éruptions thermales aux causes suivantes :

1° L'altitude, qui facilite les congestions périphériques, par suite de la diminution de la pression atmosphérique;

2° La thermalité;

3° L'action pathogénique des matériaux absorbés. — Si la peau saine n'absorbe pas, peut-être n'en est-il pas de même de celle des individus soumis à un traitement intensif par des bains prolongés. L'absorption par la peau chez les individus porteurs de lésions étendues est un fait admis; le principe minéral peut être absorbé alors en petite quantité.

4° L'action topique irritante des principes

minéraux déposés sur la peau où sur les glandes ;

5° L'hypersécrétion sudorale, qui résulte de
l'excitation de la peau ;

6° L'embarras gastrique.

Et le Dr Vérité conclut, en disant : « les
éruptions thermales par absorption sont
rares. Elles dépendent, non de la saturation,
mais de l'électivité, qui dépend elle-même
de l'idiosyncrasie du sujet. L'excitation et
les éruptions thermales peuvent provoquer
l'apparition de manifestations constitutionnelles. »

NUTRITION.

L'influence de l'eau minérale de la Bourboule sur la nutrition avait frappé depuis
longtemps les observateurs.

Danjoy avait déjà remarqué que l'eau, prise
en boisson, n'augmentait jamais l'excrétion
de l'urée, la diminuait souvent, parfois ne la
modifiait pas.

Dauzat, par contre, avait noté une augmentation dans l'excrétion de l'urée, une diminution dans celle de l'acide urique. Il expli-
quait le fait en disant que l'usage de l'eau de
la Bourboule ramenait le chiffre de l'urée à
la moyenne physiologique ; il l'augmentait

si l'urée était au-dessous de la normale et le diminuait, si elle était au-dessus.

Suivant Lecorché, sauf Vichy, aucune eau minérale ne diminuerait plus sûrement l'excrétion de l'urée et la diminution de l'acide urique serait des plus remarquables. Cette diminution serait régulière et progressive.

Les variations de l'urée le seraient beaucoup moins.

On tentait d'expliquer ces différences par la réunion dans un même liquide des chlorures et des bicarbonates alcalins, modificateurs des vices de la nutrition, l'arsenic jouant le rôle de reconstituant et de régulateur de la nutrition.

. Aux travaux de M. Bernard, de MM. Heulz et Cathelineau, nous devons l'explication scientifique de faits contradictoires en apparence.

A eux revient le mérite d'avoir remarqué que l'action exercée par le traitement externe différait absolument de celle exercée par le traitement interne, et que, suivant le mode d'administration des eaux, il entrait en jeu deux éléments, ayant une action absolument opposée sur la nutrition générale.

On avait admis pendant longtemps que

les sels dont est chargée une eau minérale,
pénétraient à travers la peau dans l'organisme,
comme les substances gazeuses. Que les eaux
fussent administrées en bains ou en boisson,
le résultat pratique était le même.

La question de l'absorption des principes
chimiques a été l'objet de nombreuses discus-
sions.

Les uns ont pensé que la peau absorbait
l'eau et les substances dissoutes qu'elle contenait, et que cette absorption était notable
(Collard de Martigny, O. Henry, etc...). D'autres n'admettaient qu'une absorption infini-
tésimale (Villemin, Rabuteau). D'autres la
nièrent absolument, la peau pouvant bien,
suivant eux, absorber l'eau, mais retenant
les sels (Seguin), pour d'autres, (Poulet, Ma-
gendie, Parisot, Schafer, Mehrbach, Scoutet-
ten, Demarquay, etc...), l'absorption des
bains et des substances qu'elle contenait,
était absolument nulle. — Cet avis est par-
tagé par Stas, dont les recherches ont porté
sur l'absorption de l'arséniate de potasse et
par Keller, de Rheinfelden, dont les expériences ont porté sur des eaux chlorurées sodiques.

L'eau de la Bourboule, administrée sous

forme de *bains*, agit comme une eau *chlorurée sodique* faible bicarbonatée.

Or on sait, depuis les travaux de Plouviez
et Poggiale que le chlorure de sodium augmente le nombre des globules du sang, retarde
leur destruction, *active les combustions* : les
recherches de Voit et Rabuteau ont montré
que le chlorure de sodium *augmentait l'urée*.
Il agit donc comme *stimulant;* de son côté, le
bicarbonate de soude active les combustions,
facilite la diurèse et agit comme *reconstituant*.

Chaque fois donc que, dans l'organisme,
on constatera une *diminution* dans les échanges azotés, la médication par le *bain* sera
indiquée.

Prises en *boisson*, les eaux de la Bourboule
agissent surtout par l'*arsenic* qu'elles contiennent.

L'action de l'arsenic sur la nutrition n'est
pas encore bien expliquée. On lui a attribué
les propriétés les plus contradictoires.

Brett-Schneider (1858), Schmitt et Sturzwage
ont conclu de leurs expériences que l'arsenic
agissait sur la formation de l'urée et de
l'acide phosphorique, en en diminuant le
taux. Rabuteau a montré également qu'il
diminuait le taux de l'urée. D'autres y ont vu

un accélérateur de la nutrition ; les fonctions assimilatrices seraient activées par suite d'une excitation des nervules ganglionnaires de la vie organique, sous l'influence desquels s'opèrent les actes nutritifs primordiaux. Ce serait un régulateur des fonctions nutritives.

Les uns y ont vu un antiseptique, rendant le terrain modifié impropre à la vie des microbes ; les autres, un tonique ; certains en ont fait un altérant, modificateur de l'élément morbide atteint, ayant pour résultat de le ramener à l'état normal. Ses effets pourraient se résumer à deux principaux : 1º un effet altérant sur le sang et les humeurs ; 2º un effet modificateur de l'élection nerveuse, s'étendant surtout à la portion ganglionnaire, effet électif sur les organes respiratoires, locomoteurs et cutanés. — Il est à la fois altérant et reconstituant. (G. Sée.)

Pour M. A. Robin, l'arsenic est un modérateur de la nutrition. Ses expériences démontrent en effet qu'il agit en diminuant les oxydations. C'est un médicament d'épargne.

Si l'on se rappelle que, prises en boisson, les eaux chlorurées sodiques faibles amènent : 1º une diminution du volume de l'urine et de son acidité ; 2º une augmentation notable du coefficient d'oxydation ; 3° un abaissement du taux de l'acide phosphorique ; 4° une augmentation des chlorures et de l'acide sulfurique ; nous voyons que l'eau de la Bourboule contient deux principes diamétralement opposés :

D'une part, un accélérateur de la nutrition, le *chlorure de sodium ;*

De l'autre, l'*arsenic*, qui est un modérateur.

Des travaux de Bernard, il résulte que l'eau, prise uniquement en boisson, diminue l'excrétion de l'urée, des. phosphates et des chlorures.

Elle agit donc en ralentissant le mouvement de la nutrition, tandis que, administrée sous forme de bain, elle agit dans un sens absolument contraire.

MM. Heulz et Cathelineau, ayant repris ces expériences, les ont confirmées.

L'eau de la Bourboule, prise en boisson à dose thérapeutique, amène :

1° Une diminution des échanges azotés de l'organisme, diminution des oxydations;

2° Une augmentation de l'acide urique;

3° Une diminution de l'acide phosphorique et de l'acide sulfurique;

4° Une augmentation des chlorures;

5° Une diminution du rapport de l'acide phosphorique à l'azote total.

BIBLIOGRAPHIE

Delioux de Savignac. — Article « Arsenic » du Dictionnaire encyclopédique des sciences médicales.

Rabuteau. — Éléments de thérapeutique, 1873.

Delpeuch. — De l'action de l'arsenic sur le sang. (*Thèse de Paris*, 1880.)

Lockie. — *British medical journal*, 7 décembre 1878.

Plouviez et Poggiale. — Comptes rendus de l'Académie des sciences, 1847.

Rabuteau. — Union médicale, 1871.

Nicolas. — La Bourboule actuelle, 1888.

Choussy. — Étude médicale sur l'eau de la Bourboule, 1873.

Vérité. — Note sur les éruptions thermales in *Annales de la Société d'hydrologie médicale de Paris*, t. XXII, p. 329. — *Idem* : Les éruptions thermales, leur signification. Paris, 1877.

Dauzat. — Guide médical à la Bourboule. Paris, 1889.

Peironnel. — La Bourboule, sa station thermale, ses eaux minérales et son établissement. Clermont-Ferrand, 1865.

Danjoy. — Note sur quelques cas de glycosurie et de diabète traités à la Bourboule, in *Annales de la Société d'hydrologie médicale de Paris*, t. XXII, p. 442 (1876-1877).

Lecorché. — Traité théorique et pratique de la goutte, 1884.

Germain Sée. — De la phtisie bacillaire des poumons, 1884.

Demange. — Article « Diabète » du Dictionnaire encyclopédique des sciences médicales, 1883.

F. Bernard. — De l'action physiologique et thérapeutique des eaux de la Bourboule (Rapport présenté à l'Académie), 1893.

Heulz et Cathelineau. — — Essai de chimie biologique, appliquée à l'étude de l'action physiologique et thérapeutique des eaux de la Bourboule. Paris, Soc. d'Édit. scientif., 1894.

A. Robin. — Comptes rendus de l'Académie de médecine, 1888.

CHAPITRE VIII

Des Diathèses.

Ce que je définis « Diathèse ». — Diathèses admises par
M. Bouchard. — L'arthritisme actuel comparé à l'arthritisme de Bazin. — Maladies arthritiques. — L'herpétisme de Bazin et ses détracteurs. — L'herpétisme de
Lancereaux. — Opinions de Guibout, de Hardy. —
Opinion personnelle. — Diathèses étudiées dans cet ouvrage.

La thérapeutique hydro-thermale ne s'adres-
sant qu'aux maladies chroniques, il me paraît
utile, avant de commencer l'étude des indications de nos eaux, de bien définir ce que j'en-
tendrai par *diathèse*.

Malgré mon grand respect pour notre illus-
tre Bazin, je ne peux admettre la définition
qu'il donne de la diathèse; car ce qu'il appelle diathèse, nous l'appelons aujourd'hui
maladie. La meilleure définition actuelle de
ce mot, me paraît avoir été donnée par M. le
professeur Bouchard.

Je définirai donc avec lui la diathèse : « un

trouble permanent des mutations nutritives qui prépare, provoque et entretient des maladies différentes, comme formes symptomatiques, comme siège anatomique, comme processus pathogénique. »

M. Bouchard et ses élèves n'admettent que deux diathèses : la scrofule et l'arthritisme.

Je montrerai plus loin ce qui reste de la scrofule, telle que la comprenait Bazin.

Son arthritisme a également subi bien des modifications.

Pour Bazin, « l'arthritisme est une maladie constitutionnelle, non contagieuse, caractérisée par des manifestations variées sur divers systèmes organiques et spécialement, par des affections de la peau, des manifestations articulaires, et la tendance à la formation d'un produit morbide, le tophus. »

Le sens du mot arthritisme a été élargi de nos jours, mais la pathogénie de ce tempérament morbide n'a pas beaucoup été élucidée par les travaux publiés depuis Bazin.

Bouchard l'explique par une habitude vicieuse du mouvement nutritif. Il y voit un effet de la nutrition retardante, « l'organisme ne pouvant pas faire passer dans l'unité de temps, par toutes les phases de la métamorphose physiologique, une quantité de matière notablement supérieure à la ration normale, et livrant aux émonctoires les produits imparfaits d'une élaboration incomplète. »

Il a appelé, cette diathèse, *oligotrophique* « pour indiquer que la nutrition transforme moins de matière en un temps donné; » ou *ocnotrophique*, « pour indiquer la paresse des mutations nutritives. »

Landouzy lui a donné le nom de *bradytrophique*, en raison de la lenteur des métamorphoses nutritives.

Bence Jones et Beneke y voyaient une sub-oxydation.

Lecorché y voit, au contraire, une hypernutrition.

Cazalis en faisait surtout une diathèse congestive.

Huchard y voit une tendance aux poussées congestives et à l'artério-sclérose.

Enfin Cazalis (d'Aix-les-Bains) y voit une asthénie du tissu conjonctif.

Quoiqu'il en soit, la constitution arthritique, telle qu'elle a été décrite par Bazin, est un fait réel et le type de l'arthritique, tel qu'il l'a décrit, se reconnaît aisément. Les troubles morbides, inhérents à cette constitution, existent réellement. Mais la division en périodes, tel que Bazin la comprenait, n'a pas été maintenue.

Maladies arthritiques. — On réunit aujourd'hui sous le nom de maladies arthritiques : la lithiase biliaire, la gravelle, l'obésité, le diabète, la goutte, le rhumatisme articulaire aigu (polyarthrite aiguë fébrile), le rhumatisme chronique, qui comprend lui-même : le rhumatisme partiel, les nodosités d'Heberden, le rhumatisme chronique, fibreux et osseux, le rhumatisme noueux ; l'arthrite rhumatoïde de Garrod : les affections musculaires, nerveuses, cutanées ou muqueuses, réunies sous le nom de rhumatisme abarticulaire, rhumatisme musculaire ; le coryza à répétition, l'asthme, la bronchite sibilante, l'emphysème, certains troubles gastriques, certaines dermopathies comme l'eczèma et l'urticaire, les migraines, diverses névralgies, etc...

Si la Bourboule ne peut revendiquer le traitement de toutes ces manifestations, il en est beaucoup qu'elle amende favorablement.

Elle est indiquée dans la cure de l'arthritisme, en qualité d'eau alcaline mixte.

Bazin envoyait aussi à la Bourboule les

dartreux, les arthritiques devenus herpétiques par la suite et les malades, chez lesquels le diagnostic de *l'espèce* restait indécis.

Suivant Bazin, l'*herpétis* ou *dartre* est une maladie constitutionnelle, non contagieuse, non inoculable, qui se traduit par des affections spéciales sur les membranes tégumentaires, les nerfs et les viscères, et qui est principalement caractérisée par la ténacité, l'invasion progressive et les récidives fréquentes des manifestations cutanées.

Malheureusement, cette diathèse n'est pas assez nettement différenciée dans certaines de ses manifestations, pour entraîner la conviction.

Bazin a, comme toujours, magistralement décrit la constitution, la prédisposition herpétiques. Il a caractérisé les quatre périodes de l'herpétis. On est obligé de reconnaître à toutes les dermatoses, à toutes les affections qu'il signale, un certain air de famille, dénotant une communauté d'origine. Tels sont : l'envahissement progressif, la généralisation, l'extension, la symétrie, la longue durée, la fréquence des récidives, et à chaque récidive, l'accroissement de l'extension, la douleur, la conservation de la forme, pendant toute la durée de l'évolution, la transmission héréditaire. Mais, ces signes communs n'ont pas paru à tous les auteurs suffisamment pathognomoniques, pour prouver l'existence autonome de la diathèse herpétique. Beaucoup la nient et la confondent avec l'arthritisme. Pidoux, Hebra, Kaposi, Bouchard se refusent à l'admettre. Suivant Lancereaux, l'herpétisme comprendrait, sauf la goutte et le rhumatisme articulaire aigu, la réunion de toutes les manifestations dénommées arthritiques par Bouchard.

Voici comment, du reste, il s'exprime à ce sujet :

« L'herpétisme pourrait être représenté par un arbre, prenant ses racines dans le système nerveux, et d'où partiraient toute une série de branches plus ou moins malfaisantes. Les premières branches, destinées à disparaître, seraient représentées par les affections spasmodiques ou névralgiques, le prurit, la migraine; par des troubles vaso-moteurs, fluxions sanguines, épistaxis, hémorrhoïdes, hémoptysies, purpura, urticaire, herpès, acné, eczéma, lichen, psoriasis, troubles sécrétoires de l'estomac et des intestins. — Viendraient ensuite d'autres branches plus durables, qui seraient représentées par des troubles trophiques du cuir chevelu (calvitie), des ongles et de la peau ; puis d'autres plus élevées, pour les désordres du même ordre, portant sur les articulations (rhumatisme chronique), les aponévroses (rétraction de l'aponévrose palmaire), et les tendons (rétraction tendineuse), sur les veines (varices) et les artères (artériosclérose).

» Cette dernière branche donnerait naissance, à son tour, à un certain nombre de rameaux : dystrophie cardiaque et asystolie, dystrophie rénale et urémie, dystrophie cérébrale (démence), hémorrhagie et ramollissement du cerveau (apoplexie et hémiplégie). Enfin, deux branches des plus importantes, effets d'un désordre de la nutrition générale, viendraient quelquefois s'ajouter aux précédentes : l'uricémie avec ou sans tophus, et la glycosurie (goutte et diabète) ».

Ce tableau très complet est fait d'emprunts à l'arthritis et à l'herpétis de Bazin. Il est plus compréhensif, partant plus simple. Ces distinctions, du reste, nous importent peu.

Guibout et Hardy admettent, de leur côté, la diathèse herpétique, sans restrictions.

Pour Guibout, toutes les affections herpétiques se reconnaissent à la fixité et l'unité dans la forme, la variabilité dans le siège :

« L'herpétis est une réalité, son existence est démontrée par la saine clinique, c'est-à-dire par l'observation et la juste et logique appréciation des faits. C'est une maladie générale, constitutionnelle, diathésique, héréditaire, mais pouvant être acquise et se développer sous l'influence de certaines conditions, tout comme la scrofule, la tuberculose et la syphilis ; elle diffère de cette dernière, en ce qu'elle ne possède pas, comme elle, de principe inoculable ; mais, comme les autres diathèses, elle peut se transmettre de l'homme à la femme, par imprégnation spermatique. »

Pour Hardy, « il est des maladies cutanées auxquelles on doit conserver le nom nosologique de dartres... La diathèse dartreuse semble appuyer son existence, non seulement sur la transmission héréditaire, la récidive de ses manifestations ; mais encore, sur les affections concomitantes : angines granuleuses, bronchites chroniques, asthme, gastralgies et névralgies, qui accompagnent fréquemment ces maladies et alternent avec elles. La coexistence des troubles en dehors de la peau, sur les muqueuses ou dans le système nerveux, plaide en faveur d'une cause générale, et je crois fermement à l'existence de cette cause, quoique je sois dans l'impuissance de la démontrer matériellement et positivement. »

J'admets, pour ma part, les quatre maladies constitutionnelles de Bazin, tout en faisant pour l'herpétis les restrictions de Hardy.

Cette manière d'envisager la pathologie générale, me paraît, quoi qu'on dise, conforme à la réalité des faits. Toute question de doctrines importe peu du reste ici. J'ai néanmoins cru bon de commencer par définir les termes, pour éviter tout malentendu entre le lecteur et moi.

Il m'arrivera dans le cours de ce travail de me servir de termes abandonnés aujourd'hui, démodés, qui tendent de plus en plus à disparaître, tels que scrofule, herpétisme.

Si je conserve cette terminologie, c'est pour bien faire connaître la pensée des auteurs que je cite.

Je me rallie aux idées de M. Bouchard qui n'admet, comme on sait, en fait de maladies constitutionnelles, la syphilis mise de côté, que la scrofule et l'arthritisme.

Les Dermatoses, relevant à la fois de l'une et de l'autre, c'est par leur étude que je commencerai. Ce sont en effet les affections le plus fréquemment observés à la Bourboule et celles qui retirent les meilleurs résultats du traitement thermal.

BIBLIOGRAPHIE.

Bouchard. — Maladies par ralentissement de la nutrition. Paris, 1885, p. 377.

Bazin. — Leçons théoriques et cliniques sur les affections cutanées de nature arthritique et dartreuse, etc... Paris, 1868.

Bence Jones. — Lectures on Pathology and Therapeutics. London, 1867.

Lecorché. — Traité théorique et pratique de la goutte, 1884.

Cazalis. — Hygiène et régime des arthritiques. Paris, 1891.

Hardy. — Leçons sur les affections cutanées dartreuses, etc... Paris, 1862, p. 36.
Traité des maladies de la peau, Paris, 1886.
Article « Dartres » du Dictionnaire Jaccoud.

Guibout. — Nosographie et thérapeutique des maladies de la peau.

Pidoux. — *Annales de la Société d'Hydrologie Médicale*, 1866, t. XII, p. 136 à139.
Union médicale, 1866, t. XXX.

Hebra. — Traité des maladies de la peau, trad. par Doyon. Paris, 1869.

Kaposi. — Leçons sur les maladies de la peau, trad. et annotées par Besnier et Doyon. Paris, 1891, 2e édit.

Lancereaux. — Traité de l'herpétisme, 1883.

Bazin. — Articles : « Arthritisme », « Dermatoses » du Dictionnaire encycl. des sc. médic.

CHAPITRE IX

Dermatoses.

Le traitement hydro-thermal ne s'adresse pas à toutes les dermatoses sans distinction. — Indications et contre-indications. — Utilité du traitement interne. — Acné. — Eczéma. — Éléphantiasis. — Epinyctide. — Furonculose. — Herpès récidivant. — Intertrigo. — Lèpre. — Lichen. — Lupus. — Pityriasis. — Pelade. — Prurigo. — Prurit. — Psoriasis. — Séborrhée. — Sycosis et état Sycosiformes. — Urticaire chronique. — Anomalies de la sécrétion sudorale. — Chloasma. — Mélanodermie. — Ichthyose vraie. — Résumé des indications. — Opinion de Durand-Fardel.

L'étiologie des dermatoses étant encore à trouver, toute tentative de classification est pour l'instant prématurée. Nous nous contenterons donc de les citer par ordre alphabétique, en notant entre parenthèses, la diathèse de laquelle elles nous semblent relever. En passant en revue toutes ces dermatoses, nous ne pouvons les décrire en détail et donner une description complète de tous leurs symptômes, car cela nous entraînerait trop loin et dépasserait le but que nous nous sommes proposé.

Si les bains d'eaux minérales jouissent d'une faveur bien méritée du reste, dans le traitement des dermopathies, il faut néanmoins savoir qu'ils ne s'adressent qu'aux affections génériques de la peau.

Inutiles, sinon nuisibles, dans le traitement des éruptions cutanées fébriles, aiguës, dans les éruptions symptomatiques de certains états morbides aigus (herpès, purpura...), les bains d'eau minérale n'auront pas plus d'effet contre les affections cancéreuses du tégument externe que contre les difformités ou les affections parasitaires.

Leur rôle est d'agir topiquement d'abord, mais surtout pathogéniquement, en modifiant les conditions de l'organisme qui, innées ou acquises, font naître et surtout entretiennent les dermopathies.

On ne doit pas négliger non plus le traitement interne. Je ne veux certes pas faire de l'arsenic un spécifique assimilable à l'iode dans la scrofule ou au mercure dans la syphilis, mais il n'en est pas moins vrai qu'il joue un rôle important dans cette thérapeutique, dont M. le professeur Bouchard a montré toute l'importance et qui cherche à modifier les conditions vicieuses de l'organisme.

ACNÉ.

Suivant Brocq, la Bourboule convient à presque tous les acnéiques.

L'acné *inflammatoire*, l'acné *ponctuée* y guérissent bien. Il en est de même de l'acné *indurée*.

On rencontre cependant des cas assez rebelles. Peut-être, faut-il en accuser le peu de durée du traitement. Peironnel dit avoir toujours obtenu les plus beaux résultats chez les malades qui, après une longue station à la Bourboule, continuaient l'usage de l'eau à domicile, jusqu'à la campagne suivante. Indépendamment des cas d'acné vulgaire dont la guérison est des plus fréquentes, j'ai obtenu un très beau résultat dans un cas d'acné *kéloïdienne* de la nuque, diagnostiquée par M. Quinquaud, et sur laquelle les traitements les plus variés avaient échoué.

Dans les cas d'acné *rosacea*, d'acné *hyper-trophique*, l'eau de la Bourboule agit, à la fois, comme reconstituante et comme substitutive. Les chances de guérison sont, du reste, d'autant plus grandes que l'âge des malades se rapproche davantage de la période d'activité sexuelle. Chez les femmes qui ont dépassé depuis longtemps l'âge de la ménopause, on ne doit plus guère compter sur la guérison ; tout au plus, peut-on espérer la possibilité d'un ralentissement des progrès de la lésion. En tous cas, plusieurs séjours sont nécessaires. Au bout d'un certain temps, les plaques hypertrophiées finissent par se décolorer et l'état congestif par s'atténuer. Le traitement consiste en boisson, pulvérisations, douches et bains.

Dans les formes d'acné *érythémateuse, congestive*, qui ressortissent exclusivement aux troubles stomacaux ou utérins, le traitement local ne sera d'aucune utilité. Il devra être dirigé exclusivement du côté de l'utérus ou de l'estomac, suivant les cas.

ECZÉMA

Quelle que soit la diathèse dont il relève, l'eczéma chronique peut être guéri par le traitement Bourboulien. Sa durée, ses difficultés varient avec elle.

De même que l'élément tuberculeux, tous les agents d'irritation tégumentaire germent et pullulent sur les scrofuleux ; aussi l'eczéma se développe-t-il très fréquemment chez les scrofuleux et les lymphatiques. La Bourboule est indiquée spécialement pour eux. (Eczéma *scrofuleux, tuberculeux* de Unna.)

Certains eczémas, d'origine arthritique, eczémas *fendillés* des doigts, eczémas *circonscrits en placards, circinés ou marginés*.....) guérissent généralement à la Bourboule, mais ils sont toujours beaucoup plus rebelles que l'eczéma des scrofuleux et de ceux que Bazin appelait herpétiques.

Suivant Bazin, « lorsque l'herpétide est bien caractérisée, l'eau de la Bourboule paraît la seule indiquée, parce qu'elle renferme plus d'arsenic que toutes les autres eaux minérales..... Avec l'arsenic, vous débarrassez le dartreux, non seulement de ses éruptions cutanées, mais encore de ses névralgies, de ses fièvres intermittentes, de ses asthmes. » (Voir plus bas.) Biett, Cazenave, Gibert, Devergie partagent cette opinion.

Pour Guibout, « les effets de l'arsenic dans l'herpétis sont précieux et incontestables; sa puissance est égale à celle de l'iode contre la scrofule. »

Pour Hardy, « le médicament le plus puis-

sant pour combattre les manifestations dartreuses, et *particulièrement l'eczéma,* est l'arsenic ; on peut même dire qu'il a le monopole
de la guérison de cette maladie, car c'est lui
qui s'adresse le plus directement à l'action
morbide des principes diathésiques sur le
tégument externe, sans avoir toutefois la
propriété de l'atteindre radicalement ou de
l'expulser de l'économie. »

Hebra considère l'arsenic comme le meilleur remède à opposer à cette dermatose.

« L'arsenic doit être de beaucoup préféré
dans le traitement de l'eczéma, comme exer-
çant une influence incontestable sur la formation de l'épiderme. »

Selon nous, la cure arsenicale ne doit cependant pas être prescrite indifféremment à
toutes les périodes de l'eczéma. Son indication ne se présente nettement que dans les
cas ayant dépassé la période d'acuité. Il faut,
pour en retirer de bons résultats, que l'irritation chronique du derme et les troubles
persistants de la fonction épidermique semblent s'éterniser.

L'eau minérale joue ici un double rôle. La
médication hydro-thermale a pour but :

1º De guérir la dermatose ;

2º De modifier le terrain individuel de l'eczémateux. En modifiant l'état diathésique du sujet, nous pouvons espérer, non-seulement favoriser la guérison de la dermatose actuelle, mais, ce qui est encore plus important, prévenir le malade contre les récidives futures.

A côté des eczémas d'origine diathésique, l'eczéma des *cachectiques*, l'eczéma de la *ménopause*, des *débilités*, de la *puberté* et les *dermites traumatiques d'apparence eczématoïde*, la *forme séborrhéique* de Unna, retirent également de bons effets du traitement Bourboulien.

En règle générale, les formes diffuses sont toujours plus facilement amendées que les formes circonscrites ; mais l'eczéma *généralisé* se montre parfois assez rebelle. Il en est de même des eczémas qui s'accompagnent d'épaississement de la peau, sortes d'eczémas *lichénoïdes*. C'est cependant à eux que s'adresse surtout la médication Bourboulienne.

Quant à la poussée thermale, ses effets varient avec les individus.

L'impressionnabilité est liée à l'idio-syncrasie du malade ; mais rien ne peut expliquer le fait ou même permettre de le prédire.

Les formes *humides* sont plus promptement modifiées que les *sèches*, mais moins incomplètement.

Le *prurit* est un obstacle à la cure.

Une seule saison suffit du reste rarement à amener la guérison. Il faut, au moins, deux saisons consécutives. Je conseille même à mes malades de continuer l'usage de l'eau à domicile, *pendant des mois entiers*, quand même les manifestations éruptives auraient cédé au traitement thermal, pour en amener la disparition définitive.

Loin de moi cependant l'opinion que *seule*, l'eau de la Bourboule guérisse l'eczéma, et le guérisse à coup sûr, car si aucune eau minérale ne s'impose absolument dans le traitement de cette dermatose aux aspects et aux formes si variées, aucune, non plus, n'est certaine du succès.

En aucun cas, je ne conseillerai la Bourboule, dans la période ascensionnelle de la maladie.

Je ne m'occupe ici que des eczémas invétérés. S'il est parfois fort difficile de guérir la manifestation actuelle de la maladie d'une façon complète, on arrive assez aisément à modifier l'état diathésique du sujet ou du moins l'état morbide et supposé capable de provoquer ou de favoriser les récidives ou les progrès de l'eczéma.

Les différents procédés de distribution de l'eau, mis en usage dans les établissements, permettent de traiter topiquement toutes les manifestations eczémateuses, quel qu'en soit le siège (fosses nasales, parties génitales, anus et périnée, muqueuses dermo-papilaires, etc...), et à quelque sexe qu'elles s'adressent.

ÉLÉPHANTIASIS.

L'éléphantiasis s'est toujours montrée rebelle au traitement thermal seul.

Je crois cependant que le traitement interne, aidé de la compression, du massage et des douches chaudes, donnerait de bons résultats, au moins à la période apyrétique, mais je dois ajouter que pour rationnel qu'il me paraisse, ce traitement n'a pas encore reçu la sanction de l'expérience.

ÉPINYCTIDE.

Cette affection, décrite pour la première fois par Alibert et classée par Bazin parmi ses herpétides malignes, est aujourd'hui disparue de la nomenclature dermatologique. Je la note néanmoins ici, Peironnel citant dans son ouvrage sur la Bourboule (voir l'index bibliographique placé à la fin du chapitre), un cas de guérison de cette pénible affection.

FURONCULOSE.

La *furonculose* est traitée avec succès à la Bourboule. Nos eaux font souvent avorter les crises. Ce résultat est surtout remarquable chez les malades atteints de poussées furonculeuses, succédant à l'intertrigo (Arthritiques).

Le traitement externe est celui qui agit le mieux.

HERPÈS RÉCIDIVANT.

L'*herpès récidivant, sucessif*, est la seule variété d'herpès, rencontrée dans la clientèle Bourboulienne. Il est favorablement amendé par les bains et les applications externes appropriées au siège, etc... (Arthritiques.)

IMPÉTIGO.

L'*impétigo* guérit assez rapidement. Le prurit est plutôt un obstacle au traitement; il est, du reste, d'autant plus difficile à combattre que cette affection sévit généralement chez de jeunes enfants.

L'état local se modifie dès le début de la cure, en raison même de la bénignité de l'affection qui ne nécessite pas à proprement parler un véritable traitement thermal.

INTERTRIGO.

L'*intertrigo* guérit d'autant plus vite qu'il est moins ancien. On arrive assez promptement à faire disparaître l'odeur nauséabonde de la sueur; on tarit l'hypersécrétion et on calme le prurit qui en résulte au bout d'un temps généralement assez court. (Arthritiques).

LÈPRE.

Suivant Besnier, « l'arsenic n'a aucune action spécifique sur la lèpre, mais la médication arsénicale est favorable à la reconstitution de l'état général. Chez quelques lépreux, associée à l'hydrothérapie méthodique, à l'emploi du sulfate de quinine et du quinquina, elle représente un des meilleurs moyens de lutter contre l'hecticité lépreuse subaiguë, si ordinaire chez eux..... Dans le même sens, agissent les eaux minérales de la Bourboule, auxquelles nous avons envoyé une série de lépreux qui, tous, ont eu à s'en louer, à ce point de vue particulier. »

Les résultats du traitement sont variables. Parfois, on obtient la disparition de l'anesthésie, la limitation des taches, l'affaissement des tubercules et même leur disparition. Parfois, en revanche, on n'obtient rien.

Bien entendu, les cas les plus heureux sont ceux qui surviennent chez des sujets mous, lymphatiques.

La médication arsenicale paraît cependant donner en règle générale d'assez bons résultats, au moins au début de la maladie. Malheureusement, ils ne durent pas.

LICHENS.

Le groupe des lichens comprenait autrefois toute une série d'affections papuleuses et généralement prurigineuses. Nous ne comprenons actuellement sous la dénomination de lichens que trois affections bien distinctes :

1º Le lichen *scrofulosorum*, que l'on peut ranger parmi les tuberculoses cutanées ;

2º Le lichen de *Wilson* ;

Et 3º Le lichen *circonscrit* ou lichen *simple chronique* de Vidal.

Le lichen *scrofulosorum* est assez rare en France. On ne devra pas hésiter cependant à envoyer à la Bourboule, les malades qui en sont porteurs ; ceux-ci étant généralement atteints concomitamment de lésions tuberculeuses locales, telles que gommes scrofulo-tuberculeuses, arthropathies tuberculeuses, etc., — toutes lésions amendées par le traitement Bourboulien.

Le lichen *plan* ou lichen de *Wilson* atteint surtout les nerveux et les arthritico-nerveux. Les douches tempérées sont un excellent traitement des troubles nerveux qui provoquent ou accompagnent le lichen de Wilson ; mais la suspension du traitement amène parfois le retour des phénomènes qu'il modérait. Il doit être, en tous cas, prolongé longtemps. L'arsenic a été longtemps considéré comme le véritable agent modificateur du lichen de Wilson. Il semble agir plutôt comme modificateur de la nutrition générale que comme spécifique de la lésion cutanée. Les formes hyperkératosiques cornées sont fortement améliorées par la balnéation.

Le lichen *circonscrit* (eczéma lichénoïde des Allemands, lichen simple chronique de Vidal, névrodermite circonscrite de Brocq) se déve.

loppe aussi, lui, presque toujours chez des sujets entachés de névropathie.

Le traitement général consistera surtout en douches tièdes. L'arsenic, associé à ces agents modificateurs du système nerveux, donnera les meilleurs résultats.

Le traitement interne a aussi son importance en pareil cas; mais, plusieurs saisons sont évidemment nécessaires, et chacune doit être très prolongée.

LUPUS.

Le lupus *tuberculeux* est mieux amendé par le traitement que le lupus *érythémateux*.

Parfois, l'affection semble aggravée par le traitement thermal; mais, en général, la cure est suivie d'une réelle amélioration.

L'eau de la Bourboule agit utilement et favorablement dans le traitement de ces affections, au point de vue du relèvement ou du maintien du bon état général.

PITYRIASIS.

Le pityriasis *circiné* et *marginé* de Vidal guérit difficilement (Arthritiques).

Par contre le pityriasis *alba* ou *simplex* guérit bien.

Le pityriasis *rubra* est plus rebelle; on arrive cependant à le modifier avantageusement. Les observations publiées sont rares. J'incline cependant à croire que les pityriasis rubra signalés par les premiers médecins de la station, comme ayant profité du traitement, appartenaient au pityriasis rubra *chronique bénin*.

L'arsenic qui ne donne généralement que de piètres résultats dans le pityriasis rubra *pilaris* (maladie de Devergie, Besnier-Richaud, Lichen ruber acuminé de Kaposi) m'a donné un résultat inespéré dans un cas généralisé qui avait été rebelle à tous les traitements antérieurs.

PELADE.

MM. Besnier et Doyon citent la Bourboule parmi les eaux minérales qui agissent favorablement dans le traitement général de la pelade, dont Duncan Bulkley a signalé de nouveau l'importance, dans le but de fournir aux peladiques des matériaux réparateurs et de les mettre dans de meilleures conditions hygiéniques. Plusieurs cas ont même été guéris par le traitement Bourboulien (pelades neurotrophiques ?).

PRURIGO.

1° *Prurigo sine prurigine*. — Cette dermatose se rencontre rarement à la Bourboule. Les quelques cas observés par Peironnel, ont généralement guéri.

2° *Prurigo de Hebra* (Lichen polymorphe chronique de Vidal). — Tout traitement hydro-thermal, au moyen de bains prolongés, donne de bons résultats, quant à la lésion, quelle que soit la nature de l'eau minérale employée.

L'eau arsénicale agit cependant comme médicament interne et comme topique. Des saisons prolongées sont nécessaires.

PRURIT.

Bulkley a défini le *prurit*, considéré comme maladie essentielle de la peau : « un trouble fonctionnel des nerfs produisant des démangeaisons, et ne dépendant pas de lésions cutanées prémonitoires appréciables. »

C'est donc, comme le veut Brocq, une véritable névrose de la peau, surtout fréquente chez les arthritiques nerveux, issus de rhumatisants ou de goutteux.

Les symptômes sont alors purement subjectifs et la peau ne présente d'autres lésions que celles qui résultent du grattage.

Les téguments sont généralement secs et rugueux. Ils peuvent s'épaissir, s'indurer, se pigmenter à la suite de grattages incessants.

La Bourboule donne de bons résultats dans le traitement de cette névrose qui, chez des sujets prédisposés, peut conduire à l'insomnie, l'amaigrissement, à l'épuisement nerveux, à la folie et même au suicide.

Le prurit étant souvent fonction du mal de Bright, du diabète, de la tuberculose, de la dyspepsie, de la cirrhose, etc... le traitement arsénical s'adressera autant à la maladie-cause qu'à la lésion-effet.

Il consistera, suivant les cas, en eau en boisson, bains sédatifs, bains de vapeurs tièdes, douches en pluie ou en arrosoir tempérées, bains prolongés, le mode thérapeutique variant avec les idiosyncrasies.

PSORIASIS.

On sait combien cette affection est rebelle. Bazin voyait dans le traitement Bourboulien, le meilleur agent à lui opposer.

«... Quoi qu'en ait dit, quoi qu'en ait pu

dire le Dr Richelot, je doute fort qu'on ait vu des malades atteints de psoriasis ou de pityriasis généralisés, revenir du Mont-Dore, aussi bien blanchis, qu'on en voit si fréquemment revenir des eaux de la Bourboule..... J'ai cité des cas de guérison prolongée au-delà des limites ordinaires : entre autres, celui d'un anglais qui est revenu à la Bourboule plusieurs années de suite, n'ayant plus une seule tache de psoriasis ; celui d'un marchand de vins qui, au bout de dix années, n'avait pas vu reparaître son psoriasis. Ce sont là des faits d'une haute importance. »

Duhring recommande aussi l'arsenic ; il vante surtout ses effets dans les cas de psoriasis peu irrités, à processus peu actif.

Kaposi range l'arsenic parmi les trois seules substances susceptibles de donner des succès dans le traitement du psoriasis. Mais il a soin d'ajouter (et la clinique lui donne malheureusement raison), que certains individus n'en sont pas améliorés et que, chez un même malade, le remède donnera des résultats différents, suivant la période de la maladie à laquelle on l'applique.

Son commentateur Besnier, jugeant la médication arsénicale, donne les raisons pour lesquelles la Bourboule lui paraît indiquée dans le traitement du psoriasis. « La médication arsénicale n'a pas le pouvoir d'empêcher l'éternel retour du psoriasis... Cela veut-il dire qu'il n'y a rien à obtenir de l'arsenic dans le traitement du psoriasis ? Nullement. Cela veut dire simplement que l'arsenic n'a d'action manifeste que sur l'état général du sujet, quand cet état le comporte et l'indique, ou que sur la poussée psoriasique actuelle, arrivée à la période d'état ou dans son déclin, et qu'il y a peu à espérer de son action spécifique sur les récidives à venir.

» Cela veut dire encore que l'arsenic ne doit pas être donné empiriquement aux psoriasiques ; les arthritiques (1), par exemple, qui sont en période floride, supportent fort mal le médicament, tandis que la médication alcaline leur fait le plus grand bien. Mais s'il s'agit de sujets lymphatiques, strumeux, anémiques, débilités, ou encore de malades à peau irritable et répondant mal aux médications externes, l'arsenic et les eaux arsénicales trouvent une indication nette, précise... »

(1) M. Besnier n'admet pas l'herpétisme, tel que le concevait Bazin.

Suivant Hebra, l'arsenic a une action curative sur le psoriasis et peut faire subir à cette affection une évolution sinon permanente, au moins temporaire. Pour lui, si ce remède ne guérit pas infailliblement, il est au moins leplus efficace des agents employés contre le psoriasis.

Le Dr Vérité a montré que le psoriasis herpétique était plus facilement amendé que les psoriasis arthritiques (1).

Il a cité des cas de psoriasis unguéal, un cas de psoriasis superunguéal (localisation unguéale du psoriasis), améliorés par le traitement. Mais dans tous les cas, la guérison est très difficile à obtenir et je n'ai jamais, pour ma part, osé promettre à un psoriasique de supprimer absolument, par notre médication, le retour de ses poussées. Il faut néan-

(1) On sait, depuis les travaux de Besnier et Doyon, que le psoriasis *arthritique* de Bazin, psoriasis *scarlatiniforme*, n'est autre chose qu'une forme d'eczéma, l'eczéma psoriasiforme sébacé, lamelleux, rentrant en grande partie lui-même dans l'eczéma séborrhéique nouveau : on l'a également rapporté à certaines variétés de psoriasis intertrigo, de psoriasis irrité accidentellement ou irritable. Si j'ai conservé le terme de psoriasis arthritique employé par M. le Dr Vérité, c'est que comme le font du reste remarquer les traducteurs et

moins remarquer que l'eau minérale a ici un double **effet**, général et local, que nous réalisons par le traitement interne et par les douches, les bains de piscine et les bains prolongés. Dans presque tous les cas, nous obtenons des modifications; mais plusieurs saisons consécutives sont toujours nécessaires, ainsi qu'un traitement pharmaceutique approprié, et certains cas sont même absolument rebelles.

SÉBORRHÉE.

La séborrhée, affection locale relevant souvent d'états constitutionnels multiples, est généralement si tenace que le traitement local ne suffit pas toujours. Il faut aussi soigner l'état constitutionnel. A ce point de vue, la Bourboule est parfaitement indiquée.

commentateurs de Kaposi (t. I, p. 549), « il n'existe pas encore entre certaines formes d'eczéma psoriasiforme et le psoriasis incontestable, *d'élément pratique immédiat ni absolu*, de distinction clinique. » De plus, les psoriasiques arthritiques sont généralement atteints de formes discrètes, congestives, et relativement peu squameuses. Brocq a même fait remarquer que certains individus pouvaient, suivant les époques, présenter des éruptions se rattachant tantôt au type psoriasis, tantôt au type eczéma.

SYCOSIS ET ÉTATS SYCOSIFORMES.

L'inflammation pileuse est modifiée par l'action substitutive de l'arsenic. Ces affections, toujours rebelles, réclament un traitement à la fois local et général; mais la persévérance est de rigueur. Un examen minutieux des fosses nasales et des cavités accessoires s'impose dans tous les cas.

URTICAIRE CHRONIQUE.

L'*urticaire chronique* (urticaria perstans de Willan) guérit assez facilement. Ces résultats sont d'autant plus encourageants que, chez les enfants, l'urticaire chronique n'est souvent que la première phase de la terrible maladie qui a nom « Prurigo de Hebra. »

L'urticaire est fréquente chez les arthritiques, et surtout chez les arthritiques nerveux (urticaire *rhumatismale* de Hardy).

Elle est, aussi, souvent due au paludisme. Dans les deux cas, la Bourboule est indiquée.

Je ne saurais, du reste, mieux faire que reproduire l'opinion, à ce sujet, de MM. Besnier et Doyon (notes et additions de la deuxième édit. de *Kaposi*, p. 426, tome Ier) :

« Sans qu'on puisse véritablement comprendre comment ou pourquoi, il est incontestable que certaines urticaires chroniques sont améliorées ou suspendues par l'usage de l'arsenic. Chaque année, les eaux arsénicales de la Bourboule comptent un nombre appréciable de succès, au moins temporaires, dans le traitement de l'urticaire rebelle, et l'on observe encore le même résultat par l'emploi de cette eau transportée ou de préparations arsénicales ordinaires; toutefois, à la plupart de ces malades, la cure à la source convient infiniment mieux pour toutes les raisons qu'il est inutile de détailler. »

Enfin, le Dr Nicolas conseille le traitement bourboulien contre les anomalies de la secrétion sudorale (*bromidrose et hyperidrose*), contre le chloasma des femmes enceintes, les *mélanodermies* consécutives aux affections de l'utérus; mais je n'ai pas d'observations personnelles à ce sujet. On a cité aussi des cas de guérison d'icthyose vraie. J'en observe moi-même un cas en ce moment.

RÉSUMÉ DES INDICATIONS.

Au résumé, les eaux de la Bourboule conviennent aux états chroniques; leurs qualités excitantes en interdisent l'emploi aux époques d'exacerbation. Dans les états chroniques, torpides, au contraire, elles peuvent occasionner une poussée salutaire. L'irritation thermale déclarée, il est indispensable de continuer le traitement, sauf chez les tout jeunes enfants, dont l'excessive mobilité doit être respectée. C'est souvent le meilleur moyen de tempérer les acci lents survenus de son propre fait. Si l'excitation devenait pourtant trop vive, on remplacerait momentanément le traitement thermal par des émollients. Il est rare que le traitement doive être absolument suspendu. En tous cas, on le reprend dès la cessation des accidents.

« Si, arsénicales, les eaux de la Bourboule représentent la médication des herpétides ; chlorurées sodiques, elles représentent la médication des scrofulides ; et bicarbonatées, celle des arthritides ; à quoi l'on peut ajouter leurs qualités très reconstituantes, fort bien appropriées aux syphilides. Il ne leur manque que la qualité sulfurée. On rencontre donc là réunis, presque au complet, les éléments de la médication des dermatoses. »

Tel est le jugement de Durand-Fardel. Si nous en rapprochons les conclusions de Bazin, citées à propos du psoriasis (voir plus haut), nous verrons que deux des personnalités les plus compétentes en la matière, ont accordé une importance thérapeutique considérable à nos eaux. Leur éloge est trop complet pour y ajouter quoi que ce soit. L'autorité de ceux qui l'ont émis suffit pour l'imposer.

En règle générale, j'adjoins au traitement interne par l'eau Choussy-Perrière, soit l'eau Henry ou l'eau Fenestre, n° 2, chez les scrofuleux ; soit l'eau Clémence, chez les arthritiques, en les faisant prendre aux repas. Cette remarque s'applique à toutes les manifestations de ces deux diathèses que nous pourrons étudier dans la suite. Je n'y reviendrai pas.

Mais, chez les arthritiques, on interdira l'usage de l'eau Choussy-Perrière à l'intérieur, puisque la boisson diminue les échanges et les oxydations.

Le bain agira localement, et par son action sur la nutrition générale, en activant les échanges et en relevant le coefficient d'oxydation.

Il résulte de ce qui précède que, dans les cas difficiles ou rebelles, une analyse d'urine est de toute nécessité, avant de prescrire le traitement ; celui-ci devant varier d'après le taux de la nutrition de chacun, et, notamment, d'après son coefficient d'oxydation.

BIBLIOGRAPHIE

BROCQ.— Traitement des maladies de la peau, 2ᵉ édit.

PEIRONNEL. — La Bourboule, sa station thermale, ses eaux minérales et son établissement. Clermont-Ferrand, 1865.

BAZIN. — Leçons sur le traitement des maladies de la peau par les eaux minérales.

BIETT in CAZENAVE et SCHEDEL — Abrégé pratique des maladies de la peau, 1828.
Dictionnaire de médecine en 30 volumes. Paris, 1835, t. XI, article « Eczéma ».

CAZENAVE et SCHEDEL. — Abrégé pratique des maladies de la peau, 4ᵉ édition. Paris 1847.

GIBERT. — Traité pratique des maladies de la peau, 1860.

DEVERGIE. — Traité théorique et pratique des maladies de la peau, 1862.

GUIBOUT. — Monographie et thérapeutique des maladies de la peau.

HARDY. — Leçons sur les affections cutanées dartreuses, etc., p. 36. Paris, 1862.

HEBRA. — Traité des maladies de la peau, traduction par Doyon. Paris, 1869.

Kaposi. — Leçons sur les maladies de la peau, traduites et annotées par E. Besnier et A. Doyon, 2ᵉ édition française. Paris, 1891.

Bazin. — Leçons théoriques et cliniques sur la scrofule, etc.. Paris, 1861.

Duncan Bulkley. — A clinical study on alopecia areata and its treatment. *The medical record* 1889.

Bazin. — Leçons théoriques et cliniques sur les affections de nature arthritique et dartreuse. Paris, 1868.

Duhring. — Traité pratique des maladies de la peau, 1883.

Vérité. — Le psoriasis herpétique aux eaux de la Bourboule. — Psoriasis superunguéal.

Ad. Nicolas. — La Bourboule actuelle. Paris, 1888.

Durand-Fardel. — Traité des eaux minérales de la France et de l'Etranger, 1883.

Bazin. — Articles « Dermatoses » et « Arthritides » du Dictionnaire encycl. des sc. méd..

Lancereaux. — Leçons de clinique médicale, 3ᵉ série, 1890, p. 271.

Vérité. — Sur le traitement de l'eczéma et du psoriasis aux eaux minérales de la Bourboule in *Annales de la Société d'Hydrologie médicale* de Paris, t. XX.

Dauzat. — Traitement du lupus par les eaux de la Bourboule in *Echo médical de la Bourboule*, 1887.

CHAPITRE X

Lymphatisme, Scrofule et Tuberculose ganglionnaire, osseuse, articulaire.

Le lymphatisme n'est pas identique à la scrofule. — Importance du traitement Bourboulien comme traitement préventif de la scrofule.— Démembrement de la scrofule de Bazin. — La scrofule actuelle. — Scrofule et tuberculose. — L'état constitutionnel comparé à la diathèse. — Rôle de la médication thermale contre la tuberculose ; moment où on doit l'appliquer. — Adénites. — Nécroses. — Tumeur blanche. — Coxalgie. — Mal de Pott. — Époque de la maladie favorable au traitement. — Mode d'action de l'eau. — Importance des circumfusa dans le traitement. — Indications.

L'ancienne scrofule comprend deux choses :

1º Le lymphatisme, disposition constitutionnelle à la prolongation de la vie embryonnaire des cellules, état particulier des tissus lamineux, propre surtout à l'enfance et à la jeunesse qui représente une prédisposition au développement de toute une série d'affections cutanées, au premier rang desquelles se place l'eczéma.

2° La tuberculose, résultat de la pénétration dans l'organisme *in utero* ou après la naissance, d'un élément extrinsèque.

Le lymphatisme n'est donc pas la scrofule proprement dite, telle qu'on la comprenait autrefois (Lugol, Bazin); ce n'est qu'un état transitoire qui ne fait qu'y prédisposer. S'il offre une foule de degrés, s'il se montre souvent, non pas comme un état morbide avéré, mais comme une prédisposition, une tendance vicieuse de l'organisme; au point de vue thérapeutique, la distinction est superflue et on peut considérer le lymphatisme comme le premier degré de la scrofule.

Dans l'enfance, l'état diathésique est prêt à aboutir partout, et menace les points les plus divers. L'indication est donc, alors, d'enrayer la direction vicieuse de l'organisme, avant que cette altération ne soit devenue durable ou définitive, et c'est là le triomphe de la cure bourboulienne.

Point n'est besoin de refaire ici le portrait de l'enfant lymphatique si magistralement décrit par M. le professeur Potain.

Chez ces enfants, la médication arsénicale est prophylactique; c'est ce qui a permis au Dr Escot de dire :

« La Bourboule est appelée à remplir dans la médication de l'enfance un rôle parallèle à celui des huiles de morue. » Elle permet à l'individu menacé d'éviter la scrofule qui le guette. Elle corrige la prédisposition. Elle agit en maintenant la vie ou en la ramenant à des conditions normales, en prévenant la misère physiologique de l'élément, qui en fait un terrain propice à la manifestation de la diathèse. » (Bouchard.) Elle est un des principaux moyens hygiéniques indiqués en pareil cas.

Le lymphatisme étant ainsi bien délimité, qu'entendrons-nous par scrofule ?

SCROFULE.

Suivant Bazin, « la scrofule est une maladie constitutionnelle, non contagieuse, le plus souvent héréditaire, d'une durée ordinairement fort longue, se traduisant par un ensemble d'affections variables de siège et de modalité pathogénique, qui ont cependant pour caractères communs : la fixité, la tendance hypertrophique et ulcéreuse, et, pour sièges ordinaires, les systèmes tégumentaire, lymphatique et osseux. »

Cette scrofule-maladie, telle que la comprenait Bazin, a été démembrée au profit du parasitisme et de la tuberculose.

L'eczéma et l'impétigo ont été reconnus parasitaires, inoculables et auto-inoculables. (Ceci est sujet à restrictions, *en ce qui concerne l'eczéma.*)

Hutchinson a rattaché la kératite interstitielle à la syphilis.

La blépharite chronique n'est plus considérée que comme une inflammation microbienne banale.

Les scrofulides ulcéreuses et plastiques de la deuxième période, l'adénite caséeuse ont été démontrées tuberculeuses.

Les déformations osseuses du squelette des membres inférieurs appartiennent à la syphilis. (Tibia de Lannelongue.)

Les abcès froids, les gommes scrofuleuses, les tumeurs blanches, la carie sont devenues des arthrites et des ostéites tuberculeuses.

Le lupus est tuberculeux.

Ne reste-t-il donc plus rien à la scrofule ?

La scrofule ou lymphatisme est une diathèse, un tempérament morbide propre à l'enfance, qui se reconnaît à une sorte de facies à la fois floride et cachectique, et qui prédispose à certaines manifestations ; conjonctivites tenaces à répétition, érosions faciles des narines, manifestations paroxystiques vers la peau et les muqueuses, éruptions exanthématiques éphémères, tuberculoses locales. (Marfan.)

Si les maladies, qu'on constate chez les scrofuleux, n'ont d'abord rien de spécial dans leurs symptômes et leur évolution, on ne tarde pas à remarquer néanmoins que chez les enfants, la réaction n'est pas complète et que la maladie tend à revêtir un caractère chronique, qu'un rien amène à l'état subaigu. Cette disposition durable, qui rend plus facile et plus fréquent le développement des maladies fluxionnaires, hyperémiques, catarrhales, inflammatoires de la peau, des muqueuses nasales (coryza chronique), oculaire (blépharite chronique), pharyngée, amygdalienne (grosses amygdales) et bronchique, finit par engendrer l'habitus scrofuleux.

Cette prédisposition morbide qui, débutant par la stagnation de la lymphe dans des vaisseaux paresseux, en arrive bientôt à une modification vitale des cellules et chimique des humeurs (Legendre), nous l'appellerons *scrofule*.

Néanmoins, scrofule et tuberculose ne sont pas identiques.

Les scrofuleux deviennent de préférence tuberculeux, c'est vrai; mais la scrofule est une maladie et la tuberculose en est une autre. La scrofule est le premier terme d'une série morbide, dont la tuberculose est le dernier.

Le scrofuleux a une prédisposition native à devenir tuberculeux, mais voilà tout; et je dirai avec M. le professeur Peter : le scrofuleux est un tuberculeux en puissance *in posse*, et non *in esse*.

La tuberculose est, avant tout, une maladie qui intéresse l'état général de l'organisme, constitutionnel ou diathésique, héréditaire ou acquis, ayant permis aux tubercules de croître et de multiplier.

L'état constitutionnel est, pour nous, cet état de l'organisme où se rompt l'équilibre qui maintient en harmonie tous les éléments. Cet état est marqué par la prédominance ou l'insuffisance de tel système, appareil ou fonction.

On voit la différence de cet état constitutionnel avec l'état diathésique, état permanent de l'organisme qui préside à la genèse, à l'entretien des maladies chroniques.

L'état constitutionnel préexiste au tubercule et le tubercule aux altérations de l'arbre aérien.

Cette manière d'envisager la question nous fait croire à la possibilité de prévenir ou de retarder l'apparition de la tuberculose.

Si la médication thermale (pas plus que nulle autre, hélas !) ne peut se flatter d'avoir résolu le problème de la prophylaxie et de la guérison de la tuberculose, elle peut au moins revendiquer l'honneur d'avoir donné, pris au moment favorable, un moyen d'épurer le corps humain, des germes tuberculeux que l'hérédité peut lui avoir transmis ou qu'il peut avoir acquis. La médication thermale n'est utile, à mon avis, qu'au début de l'ensemencement, quand le mal est à l'état naissant, le tubercule à l'état crû.

Parmi les manifestations scrofulo-tuberculeuses amendées par le traitement Bourboulien, je citerai :

Les scrofulides tuberculo-ulcéreuses, les ulcères tuberculeux, les adénites.

L'engorgement du tissu cellulaire cède en général plus vite que celui des ganglions.

Les adénites tuberculeuses des régions cervicale, claviculaire, axillaire, sont en général assez réfractaires. Leur disparition n'est parfois même que momentanée. Parfois aussi le travail de résolution, commencé sur place, continue sa marche pendant cinq ou six mois, après le traitement.

Suivant Peironnel, les adénites ulcéreuses guériraient toujours plus vite; ce seraient celles dont l'amendement ferait le plus de progrès pendant l'année qui suivrait le traitement.

Il arrive encore que ces engorgements ne *peuvent* guérir que par suppuration. Trousseau avait du reste déjà remarqué que les tumeurs glanduleuses, en voie de suppuration, s'amélioraient plus vite que les autres.

Enfin la cure peut amener la production d'un état phlegmoneux des parties; il en résulte souvent une fonte beaucoup plus rapide de la tumeur.

Les eaux de la Bourboule ont une action détersive et cicatrisante dans les plaies, les trajets fistuleux, les décollements qui surviennent si souvent chez les scrofulo-tuberculeux.

Sous leur influence, « ... les ulcérations tendent à se cicatriser, les cicatrices vicieuses à se raffermir..., les engorgements vasculaires chroniques des muqueuses et des parenchymes, les empâtements œdémateux, les ganglions tuméfiés entrent en résolution; les périostites et les ostéites chroniques tendent à se dissiper; les sequestres osseux se détachent, les cals difformes s'atténuent, les raideurs articulaires s'assouplissent..... » (Choussy.)

On obtient, en effet, dans les maladies des os et des articulations, des réparations inespérées, et ni la multiplicité, ni la profondeur des lésions ne sont un empêchement à la guérison.

Les ostéites et les caries, par exemple, guérissent, quel que soit le nombre des points fixes, pris à la fois.

L'action de l'eau paraît se faire sentir d'abord sur les parties molles environnantes. Il y a amoindrissement des engorgements, aplatissement du derme et modifications favorables de la suppuration. Dès les premiers jours du traitement, on note la diminution et l'épaississement des liquides suppurés.

Dans les cas de nécrose, l'eau agit surtout comme reconstituante, en relevant l'énergie vitale du patient.

La *tumeur blanche* est généralement guérie, même quand elle est compliquée de fistules et de caries, quel que soit son siège.

La *coxalgie* est plus rebelle au traitement que les autres arthropathies. On peut l'enrayer, à son début. L'immobilisation et l'hygiène la plus sévère sont le complément indispensable du traitement.

Le *Mal de Pott* est avantageusement modifié. Bien entendu, si les désordres produits sont enrayés, l'eau ne les répare pas.

L'eau agit par contact direct sur les surfaces mises à nu. Dans les affections osseuses, elle diminue l'écoulement du pus, fait détacher les esquilles, et facilite leur sortie. Le travail de résolution et de suppuration se continuant assez longtemps après la saison, l'amélioration augmente d'année en année et si la maladie est prise au début, on est en droit d'espérer la guérison.

Doit-on cependant appliquer le traitement thermal à toutes les périodes de la scrofule ou de la tuberculose locale? Non, on doit même sévèrement l'interdire pendant la période de développement des arthrites ou des ostéites.

Il faut absolument s'abstenir de tout traitement hydro-thermal pendant la période d'activité.

Le véritable moment opportun de la médication thermale est la période d'état. A ce moment, suivant l'heureuse expression de Durand-Fardel, « l'organisme s'est en quelque sorte habitué à l'existence de ses altérations. »

Avant de prescrire le traitement, on devra donc s'assurer qu'il n'y a pas de travail inflammatoire profond en voie d'activité, pouvant être surexcité et ramené à l'état aigu.

Si un engorgement du tissu cellulaire repasse à l'état aigu sous l'influence du traitement thermal, il faudra en suivre exactement la marche. La suppuratiou n'est pas une contre-indication ; elle est même, comme je l'ai déjà dit, le seul mode de résolution possible. Il n'en est évidemment pas de même, quand il s'agit des os, les suppurations osseuses ou cellulaires profondes n'offrant pas le caractère généralement bénin et résolutif des suppurations superficielles.

Le traitement thermal est d'autant mieux supporté qu'il est prescrit à une date plus éloignée du début de la maladie d'une part, et de l'autre, que le malade est plus habitué à l'action de l'eau. Cette action s'exerce par le chlorure de sodium et l'arséniate de soude.

Gubler attachait une grande importance au rôle du chlorure de sodium, dans la médication antiscrofuleuse. Il n'agit point sur les produits strumeux comme l'iodure de potassium ou le mercure sur ceux de la syphilis, son action consiste à modifier la nutrition, en stimulant les fonctions digestives, en excitant l'hématose ; il s'attaque donc surtout à la chlorose ou à l'anémie qui accompagne la scrofule. C'est dans les formes torpides, chez les sujets lymphatiques, que Grancher recommande surtout cette médication.

Peut-être le bicarbonate de soude joue-t-il aussi son rôle, en se transformant en chlorure de sodium, au contact de l'acide chlorhydrique de l'estomac.

En tous cas, c'est l'*arsenic* qui joue le principal.

D'après Bouchut, de tous les médicaments employés contre la scrofule, ce serait l'arséniate de soude qui lui aurait donné les meilleurs résultats.

« Tonique et corroborant, il exercerait là une action énergique sur la nutrition des tissus et améliorerait sensiblement les sujets, en tant que ceux-ci ne seraient point parvenus à un état cachectique trop avancé. Ce remède guérirait les manifestations locales superficielles et bornées à la peau, aux muqueuses et aux glandes lymphatiques suppurées. » (Delioux de Savignac.)

S'il faut tenir compte de l'action excitante de l'eau minérale, de l'introduction dans l'économie de ses principes modificateurs, de l'animation de toutes les fonctions cutanées par les procédés employés dans la médication thermale, il faut aussi accorder une véritable importance aux modificateurs hygiéniques qui accompagnent le traitement. Si la thermalité et la constitution chimique de nos eaux indiquent leur emploi contre la scrofule, quelle place ne méritent pas dans le succès (au moins au point de vue des résultats immédiats), l'aération, le régime, l'exercice que traversent les scrofuleux dans notre station !

Écoutons plutôt le Dr Rotureau : « Les eaux de la Bourboule sont indiquées spécialement contre la scrofule, *à toutes ses périodes*, depuis le lymphatisme jusqu'aux caries et aux nécroses osseuses, accompagnant le degré le plus avancé de la diathèse strumeuse. Les observations publiées par le Dr Peironnel, les résultats très remarquables que nous avons pu constater, nous-même, la réputation dans toute l'Auvergne et particulièrement à Clermont-Ferrand, des eaux de la Bourboule, contre la scrofule, ne peuvent laisser aucun doute sur leurs vertus précieuses dans cette affection. Michel Bertrand y envoyait tous ses malades et Mercier (de Rochefort), qui a dirigé pendant plusieurs années le traitement hydro-thermal de la Bourboule, a aussi constaté leur action curative.

» Nous ne devons point entrer ici dans la question de savoir comment et en vertu de quels principes les eaux de la Bourboule, prises en boisson, en bains, en lotions, et quelquefois en douches, contre les affections strumeuses, quels qu'en soient le siège, la forme et le degré d'intensité; que l'on ait affaire à une scrofulide, à un engorgement des ganglions lymphatiques avec ou sans ulcération, à une inflammation, à un boursouflement et à une suppuration des membranes muqueuses auriculaire, oculaire ou pituitaire, etc..., à une tumeur blanche quelque avancée qu'elle soit et quelque articulation qu'elle occupe, à une carie superficielle ou profonde des cartilages ou des os, à une incurvation de la colonne vertébrale, provenant du rachitisme ou de la résorption suppurative d'une ou de plusieurs vertèbres, à une nécrose profonde; les eaux de la Bourdoule, à l'intérieur et à l'extérieur, conduisent souvent les malades à une guérison complète. Ajoutons, et cela a une grande importance, que les eaux minérales de la Bourboule ont une action curative d'autant plus marquée, que les accidents strumeux sont plus profonds, et, par cela même, plus graves. Cette remarque nous conduit à appeler l'attention sur la différence des effets curatifs des bains et de l'air de la mer, et des sources de la Bourboule. D'après les observations que nous avons empruntées au savant rapport de M. Bergeron, et que nous avons analysées, en traitant de la station marine de Berck-sur-Mer, nous avons vu que les blépharites chroniques, et, en général, les maladies des yeux, les éruptions d'eczéma simples ou impétigineuses, les otorrhées sans lésions osseuses, les caries étendues, et, plus encore, les nécroses profondes s'améliorent rarement et, le plus souvent, s'exaspèrent chez les scrofuleux de Berck, tandis que les engorgements ganglionnaires, les abcès froids, les gourmes scrofuleuses, les tumeurs blanches, et enfin le rachitisme peuvent espérer, sinon toujours la guérison, au moins une amélioration notable de la lésion. »

Dès une première saison, les accidents de début guérissent et les manifestations plus graves s'amendent. La guérison définitive s'obtient généralement après deux ou trois saisons consécutives. La durée de la saison varie de 25 à 40 jours.

Si nous résumons les indications du traitement, en contrôlant les données de l'ancienne clinique par celles de la chimie des échanges, nous dirons :

1º L'indication première, dans le traitement de la scrofule, consiste à activer la nutrition, relever les oxydations, enrayer le mouvement de déminéralisation du système osseux. (Heulz.)

Nous devrons donc, avant tout, recourir au traitement par les *bains*, puisque nous savons que le bain minéral active les mutations nutritives, augmente le coefficient d'oxydation et exerce en même temps une action d'épargne sur les tissus riches en phosphore.

2º Lorsque le sujet est en proie à des phénomènes de dénutrition bien avérés, c'est le traitement *interne* qui est surtout indiqué.

BIBLIOGRAPHIE.

Lugol — Recherches et observations sur les causes des maladies scrofuleuses. Paris, 1844.

Bazin. — Leçons théoriques et cliniques sur la scrofule, etc. Paris, 1861.

Potain. — Article « Lymphatique » du Dictionnaire encyclopédique des sciences médicales.

Escot. — Note médicale sur les eaux de la Bourboule, 1876.

— Recherches thérapeutiques sur la Bourboule, 1877.

Bouchard. — Maladies par ralentissement de la nutrition. Paris, 1885.

Hutchinson. — Ophtalmic hospital reports, nos 4 et 5.

Marfan. — Article « Phthisie pulmonaire » *in Traité de médecine* de Charcot, Bouchard et Brissaud, t. IV.

Legendre. — In *Traité de médecine* de Charcot, Bouchard et Brissaud, t. I.

Peter. — Clinique médicale in *Semaine médicale,* 1891.

Peironnel. — La Bourboule, sa station thermale, ses eaux minérales et son établissement. Clermont-Ferrand, 1865.

Choussy. — Étude médicale sur l'eau de la Bourboule, 1873.

Durand-Fardel. — Traité des eaux minérales de la France et de l'étranger. Paris, 1883.

Grancher. — Article « Scrofule » du Dictionnaire encyclopédique des sciences médicales, 1880.

Bouchut. — De l'emploi de l'arséniate de soude contre la scrofule in *Bulletin de thérapeutique*, 1860, t. LIX.

Delioux de Savignac. — Article « Arsenic » du Dictionnaire encyclopédique des sciences médicales.

Rotureau. — Dictionnaire des eaux minérales.

— Articles « Bourboule » et « Eaux minérales » du Dictionnaire encyclopédique des sciences médicales.

Solles. — La prophylaxie des tuberculoses héréditaires, 1891.

CHAPITRE XI

Phthisie pulmonaire.

Le traitement des tuberculoses héréditaires à la Bourboule.
— Importance de la climato-thérapie. — La Bourboule
s'adresse surtout aux candidats à la phthisie. — Le tubercule en lui-même n'est pas influencé par le traitement. — Le traitement s'adresse surtout à la nutrition
des tuberculeux. — Mode d'action de l'eau. — Opinion
de Guéneau de Mussy. — Rôle de l'arsenic. — Contre-
indications. — Indications. — Difficultés du traitement.
Résultats d'un traitement bien appliqué. — Résumé.

LE TRAITEMENT DES TUBERCULOSES A
LA BOURBOULE

M. le Dr Solles (de Bordeaux), dont la com-
pétence en fait de tuberculose est bien connue,
donne une large place dans le traitement
des tuberculoses héréditaires, à l'arsenic, surtout au point de vue prophylactique. Parlant
des eaux de la Bourboule et du Mont-Dore,
il dit textuellement : « ..... L'arsenic est
l'agent principal de leur efficacité, mais il
faut y joindre l'action du grand air, de la

belle saison, de la campagne et du repos.
Moins les bronchites sont avancées dans le
procès tuberculeux, plus elles retirent d'avantages de ces eaux. Cependant, on y voit s'améliorer les candidats à la tuberculose; on voit
diminuer parfois à un très haut degré, les
imminences morbides qui font d'eux des
victimes prédestinées et souvent à courte
échéance. La résistance au mal tuberculeux,
— c'est un fait très appréciable à la Bourboule
et au Mont-Dore — est fort augmentée. La
largeur de la respiration et l'engraissement y
sont très remarquables; enfin, ces deux stations donnent dans la phthisie confirmée, des
périodes d'immobilisation et de rétrocession
apparente tellement longues, qu'on a pu
croire parfois à des guérisons définitives.

» Mais quelle est la loi de ces cas excep-
tionnellement heureux? Comment préciser
les indications de ces eaux, aux diverses périodes de la phthisie? Beaucoup pensent, et
cela ressort des cas déjà nombreux que nous
avons pu observer, que le maximum d'action
bienfaisante de ces eaux se produit aux périodes initiales de la phthisie. Elles sont excel-
lentes dans la phthisie pleurale. Il nous paraît
qu'elles affermissent davantage la barrière

fibreuse qui protège le poumon contre l'envahissement tuberculeux de la plèvre. L'action préservatrice est ici presque inconnue, en regard surtout de l'action sur le mal tuberculeux confirmé et à ses premières périodes avec expectoration abondante. Il serait injuste de ne pas leur accorder une puissance de résolution ganglionnaire qui, bien qu'inférieure à l'action des eaux sursalées, n'en est pas moins très notable.

» Il est bien regrettable que ces deux stations ne puissent recevoir des malades toute l'année, mais leur action n'en reste pas moins puissante, incontestée, soit dans le début de la phthisie pulmonaire, soit dans les bronchites vulgaires, emphysémateuses avec extrême expectoration. Enfin, pour être complet, les tuberculoses cutanées retirent de ces eaux les meilleurs effets. »

Comme l'a fait remarquer M. Solles dans le travail cité précédemment, au point de vue préventif, l'hygiène a le beau rôle, et l'importance qu'on a donnée à la climatothérapie est parfaitement justifiée.

Williams a en effet démontré que, grâce à un climat bien choisi, sur 100 phthisiques, 65 avaient vu leur santé générale s'améliorer,

11 avaient été guéris, 43 avaient été localement améliorés.

Suivant Denison, les altitudes élevées exerceraient une influence favorable sur le traitement de la phthisie, surtout au début. Il les déconseille aux cardiaques et aux malades atteints d'affections aiguës du poumon.

Je partage absolument cette manière de voir.

Pour Denison, l'habitation des régions élevées est si importante que le médecin doit la conseiller, même dans les cas de doute.

Or nous avons vu, d'autre part, que la Bourboule jouissait, en raison même de son altitude, d'un climat plus doux que tonique; que la diminution de température, entraînée par l'altitude, n'était pas suffisante, au moins pendant le temps de la saison, pour avoir une influence déterminante sur les congestions pulmonaires qu'on a tant à redouter chez les tuberculeux.

Du fait seul de l'altitude, on obtient de l'augmentation de l'activité des fonctions digestives, respiratoires et de la circulation périphérique.

Il faut aussi faire intervenir l'influence du changement de milieu et de l'exercice sur l'économie.

C'est à tous ces points de vue que la Bourboule peut avoir une action favorable dans la prophylaxie, la prévention de la phthisie. Grâce à son climat d'une part, grâce aux propriétés altérantes, stimulantes et reconstituantes de ses eaux de l'autre, la Bourboule agira surtout sur les individus affaiblis, débilités, sur ceux qu'on a appelés les *candidats à la phthisie.*

Souvent la phthisie n'est que l'aboutissant de la scrofule, l'eau remédie alors à l'état scrofuleux, aux engorgements inflammatoires de l'organe, et rend à l'hématose des surfaces perdues pour elle (M. Bertrand). Mais le tubercule lui-même n'est pas influencé par la cure thermale. Du reste, comme le dit Peter, « dans la cure de la tuberculose, nous devons chercher non pas à tuer le bacille, mais à faire vivre le tuberculeux. » Or, si le tubercule reste au-dessus de nos atteintes, nous pouvons agir sur la nutrition de l'individu, et la nutrition a chez le tuberculeux, la plus haute importance.

Dujardin-Beaumetz en fait la clef de la curabilité complète ou relative de la maladie, « puisqu'en modifiant le terrain, elle favorise ou empêche le développement du bacille. »

Nous devons donc avoir pour préoccupation constante d'élever le taux de la nutrition et de la favoriser par tous les moyens possibles; l'arsenic agit ici comme un reconstituant de premier ordre.

Cutter et Bradford ont démontré que l'arsenic augmentait même chez l'homme sain, le nombre des globules blancs et des globules rouges.

Suivant G. Sée, l'arsenic agit aussi en modifiant la constitution des parenchymes, « par sa fonction d'épargne, par son pouvoir antidyspénique, par la dépression de la circulation; c'est l'iode avec le pouvoir secrétoire en moins et l'action atrophiante nulle.»

Au moins au début, la restauration de l'organisme empêche la pullulation du bacille et, suivant le mot de Peter, si la cure Bourboulienne ne doit pas être considérée comme une médication bacillicide, elle a droit d'être regardée comme *bacille-empêchante*.

Le rôle de la médication balnéaire à la Bourboule, dans le traitement de la phthisie, doit se borner à tâcher de rendre plus considérable la résistance de l'organisme, plus vivace l'activité vitale. (Marfan.)

Noël Guéneau de Mussy a cité plusieurs cas où, les Eaux-Bonnes ayant échoué, la Bourboule fit merveille. Cependant il ajoute : « Pas plus que les autres médications opposées à la phthisie, l'eau de la Bourboule ne peut amener des succès constants..... Sans doute, l'eau de la Bourboule ne va pas détrôner les autres eaux minérales qui sont déjà en possession d'une juste notoriété. Elle ne fera pas tort à l'eau du Mont-Dore, sa voisine et sa parente en minéralisation. Mais elle sera une note nouvelle dans la gamme thermale à laquelle appartiennent le Mont-Dore, Ems et Royat. Ces différentes eaux peuvent répondre à certaines nuances de constitution et d'état morbide, auxquelles le tact du médecin doit savoir les adapter. »

Après six années d'observation, il conclut en disant : « J'ai vu bien des fois sous l'influence de cette médication, la marche de la tuberculose enrayée ou ralentie, les adénopathies bronchiques se résoudre. Je crois que chez les sujets très nerveux, très excitables, chez lesquels un élément arthritique donne sa note au milieu de l'évolution tuberculeuse, l'eau de la Bourboule est préférable aux eaux sulfureuses... Ces eaux conviennent encore dans les cas si communs où à la maladie pulmonaire s'ajoute une complication anémique, à laquelle il serait imprudent d'opposer les ferrugineux ou lorsque les premières nuances de la phymatose éclatent au milieu des orages d'une première menstruation difficile et irrégulière. L'eau de la Bourboule, comme la médication arsénicale, est alors un des meilleurs stimulants de l'hématopoièse...

» Je les craindrais beaucoup moins que les eaux sulfureuses chez les malades qui ont des hémoptysies fréquentes et abondantes; je n'oserais pas cependant affirmer qu'elles ne puissent pas, comme tous les stimulants, favoriser quelquefois le retour de ces accidents.

» La fixité de leurs principes minéralisateurs les rend admirablement propres à l'exportation.

» Aussi, chez un grand nombre de phymeux, je les fais alterner pendant l'hiver avec de l'huile de foie de morue, administrant celle-ci pendant vingt jours et réservant les dix autres à l'eau de la Bourboule.....

» Très souvent je fais prendre, pendant l'hiver, les eaux de la Bourboule qui se transportent mieux, aux malades que j'envoie pendant l'été aux sources pyrénéennes. »

. Malgré tout mon respect pour G. de Mussy, je crois qu'il vaut mieux continuer l'été, à la source, le traitement inauguré à domicile pendant l'hiver ou faire l'inverse ; mais, sauf indication précise, bien entendu, je crois que la médication arsénicale a besoin d'être continuée longtemps, pour donner des résultats appréciables.

Suivant Marfan, l'arsenic agit dans le traitement de la phthisie par l'influence favorable qu'il exerce sur la nutrition ; suivant G. Sée, c'est un aliment d'épargne ; suivant Peter, il stimule l'assimilation ; suivant G. Daremberg, il agirait sur le système nerveux trophique. On ne doit pas le donner aux tuberculeux sujets à des troubles gastro-intestinaux ou sujets aux hémoptysies.

Bien que l'arsenic ait été vanté contre la fièvre des tuberculeux, lorsque le tuberculeux maigrit, qu'il a de la fièvre, des hémoptysies, lorsqu'il est arrivé à la période dite de ramollissement du tubercule, ou à la période de fièvre hectique, il faut le laisser chez lui et ne lui faire subir aucun traitement hydrominéral.

Lorsqu'au contraire, il y a seulement *prédisposition* à la phthisie, lorsque l'affection est de forme *torpide* à évolution lente, présentant des formations caséeuses bien circonscrites, quand elle existe sans fièvre, sans amaigrissement du sujet, sans crachement de sang, et qu'elle survient chez des *lymphatiques*, chez des *scrofuleux* peu excitables, ou bien des *arthritiques* ou des *herpétiques* et même des individus dont l'organisme a subi depuis longtemps une grande misère physiologique et par conséquent, un appauvrissement de la nutrition générale, la Bourboule pourra enrayer la maladie.

Suivant Marfan, « les formes torpides sont toujours les mieux amendées.

« Les névro-arthritiques tuberculeux se trouvent bien des inhalations de vapeur d'eau minérale. La toux et l'expectoration sont facilitées. A cela on doit ajouter l'altitude de la station (852 m.), et l'excitation cutanée provoquée par les bains et les douches. »

Dans tous les cas, ce traitement exige des soins continus. Toute excitation apportée au tubercule et aux tissus circumvoisins en accélère la marche et tend à en favoriser la multiplication. Il faudra donc veiller à l'influence de la poussée thermale sur l'appareil respiratoire. L'effet stimulant de l'eau rend le traitement des hémoptoïques très délicat; car chez eux, la tendance congestive et inflammatoire est toujours menaçante.

L'eau de la Bourboule modifie le catarrhe. En réveillant des phthisies caséeuses torpides, elle peut provoquer l'élimination des produits pathologiques qui les entretiennent et les aggravent, mais cette fluxion momentanée peut aussi être le signal d'une recrudescence du travail désorganisateur du poumon, d'où écueil à éviter par des examens fréquents et approfondis.

Suivant Gubler, la médication arsénicale est utile pour modérer la fièvre des tuberculeux. Je ne crois pas qu'il en soit de même de notre eau.

Dans les formes éréthiques, chez les malades amaigris, à tempérament nerveux, les eaux moins actives du Mont-Dore conviennent mieux.

De même, les pleurétiques anciens, ceux dont le champ de l'hématose est beaucoup diminué, trouveraient nos eaux trop actives; il pourrait en résulter des congestions, des hémoptysies, des mouvements fébriles dan-

gereux, préludes d'inflammations formida-
bles.

Les formes ulcéreuses ne pourront être
amendées à la Bourboule qu'autant que le
processus tuberculeux aura une marche
torpide.

L'évolution lente d'une phthisie à lésions
localisées est favorable ; mais la pluralité et
surtout la bilatéralité des lésions à délimita-
tion indécise sur les confins des points
envahis, le sont évidemment beaucoup
moins.

Bien appliqué, le traitement déterminera :
la disparition de la matité en des points au-
paravant peu perméables, celle des quintes
de toux et le rétablissement du murmure
vésiculaire.

Suivant Delioux de Savignac, ces bienfaits
seraient dus à l'arsenic.

« ..... Sous son influence, dans la phthisie
même, la sécrétion des cavernes peut tem-
porairement diminuer ; la toux diminuera.
Calmant et modérateur du système nerveux
d'une part, l'arsenic agit favorablement sur
la toux ; et, d'autre part, apte à rendre à ce
système l'incitation à la faveur de laquelle
les fibres contractiles des bronches expulsent

les produits amassés dans l'intérieur de ces tubes, appellent et chassent l'air destiné à l'hématose, il restitue à la respiration ses conditions normales, prévient, combat ou dissipe les dyspnées avec plus ou moins d'efficacité, selon qu'elles ont pour cause une entrave purement organique ou qu'elles sont purement nerveuses. »

Suivant Isnard, « en vertu de ses propriétés reconstituantes, l'arsenic, sans attaquer directement le tubercule, relève l'énergie vitale à toutes les périodes de la phthisie et augmente ainsi les conditions de curabilité et les chances de guérison de cette maladie. »

Au résumé, l'*arsenic* est un des plus grands reconstituants des tuberculeux; on pourra en conseiller l'emploi, toutes les fois que le tuberculeux ne sera pas atteint de diarrhée, car celle-ci est une contre-indication formelle à son usage.

Les eaux arsénicales sont surtout destinées à améliorer le taux nutritif des tuberculeux, le traitement de la bronchite concomitante étant bien plutôt réservé aux eaux sulfureuses.

La Bourboule réusssit surtout dans les cas de tuberculose *arthritique*.

D'un autre côté, on sait que le *chlorure de sodium* augmente le nombre des globules sanguins et active les oxydations. Peut-être joue-t-il un rôle ?

Amédée Latour prétendait qu'il combat le mauvais état général, en augmentant la sécrétion du suc gastrique et en le rendant plus acide, par conséquent en favorisant les digestions ; en second lieu, en augmentant les oxydations et favorisant le mouvement d'assimilation et de désassimilation.

Quoi qu'il en soit et quel que soit le mode d'action de l'eau, elle agit sinon comme anti-phthisique, au moins comme reconstituante, altérante, sédative ; elle active le travail nutritif, permet la résorption des résidus inflammatoires, s'oppose à la régression des produits dégénérés, et c'est bien quelque chose.

Si nous recherchons maintenant les enseignements que nous donne la chimie des échanges au sujet du traitement de la tuberculose pulmonaire, nous voyons qu'elle ne fait que confirmer les données de la clinique.

J. Tessier a démontré que quand la dénutrition commence chez un phthisique, elle se manifeste dans les urines par une élimination exagérée des phosphates (**3 à 4 gr.** par litre).

La déminéralisation est très active; les chlorures augmentent et on constate les signes de la désassimilation azotée.

Robin a signalé comme troubles de la nutrition chez les tuberculeux : la polyurie et la phosphaturie dans le premier stade de la phthisie et la polyurie azoturique vraie, qui est beaucoup plus rare.

L'eau, prise en *boisson*, diminue l'élimination de l'acide phosphorique, le rapport de l'acide phosphorique à l'azote total, ralentit les échanges azotés. Elle agira donc dans le sens contraire de la maladie.

La phthisie des *scrofuleux* torpide, apyrétique, la phthisie à *début chloro-anémique* et la phthisie *diabétique* qui ont également un caractère presque toujours torpide, sont très favorablement influencées par le traitement.

La phthisie *éréthique* avec poussées congestives ou inflammatoires répétées, avec fièvre, éréthisme cardio-vasculaire est une *contre-indication* formelle au traitement Bourboulien.

La chimie des échanges est absolument d'accord sur ce point avec la clinique.

BIBLIOGRAPHIE

Solles. — La prophylaxie des tuberculoses héréditaires, 1891.

Williams. — Etude sur les effets des climats chauds sur la consomption pulmonaire. Traduc. par M. Duranty. *British medical Journal*, janvier 1876.

Denison. — The influence of high altitude on the progress of phthisis. (*Transactions of the international congress of Philadelphia*, p. 287.)

M. Bertrand. — Recherches sur les propriétés physiques des eaux du Mont-Dore, 1825.

Peter. — Clinique médicale, in *Semaine Médicale*, 1891. De la tuberculose et des tuberculeux.

Dujardin-Beaumetz. — Leçons de clinique thérapeutique.

Cutter et Bradford. — Action du fer, de l'huile de foie de morue et de l'arsenic sur la richesse du sang. (*The American Journal of medical Sciences*, january 1878.)

G. Sée. — De la phthisie bacillaire des poumons, 1884.

Marfan. — Article « Phthisie », in *Traité de médecine* de Charcot, Bouchard et Brissaud.

N. Guéneau de Mussy. — *Bulletin de thérapeutique,*
   t. LXXII, p. 145.
   Traité de clinique médicale, 1877.

Gubler. — Comptes rendus de la Société de thérapeutique, 1877.

Delioux de Savignac. — Article «Arsenic» du Dictionnaire Encyclopédique des sciences médicales.

Isnard (de Marseille). — De l'arsenic dans la pathologie du système nerveux, son action dans
   l'état nerveux, la chlorose, les névralgies et les
   névroses particulières, l'adynamie et l'ataxie
   liées aux maladies aiguës, la cachexie des maladies chroniques, 1865.

Amédée Latour. — Du traitement préservatif et curatif de la phthisie pulmonaire, 1840.

Alb. Robin. — Soc. des hôpitaux, 9 mars 1894.

CHAPITRE XII

Goutte et Rhumatisme.

I. La Bourboule n'est pas indiquée dans tous les cas de goutte. — Elle peut être considérée comme médication préventive. — Accidents prémonitoires de la goutte. — Goutte atonique.
II. Rhumatisme. — Les indications du traitement Bourboulien dans le rhumatisme. — Mode d'action de l'eau. — Opinion de G. de Mussy. — Effets du traitement. — Rhumatisme noueux. — Traitements employés. — Conduite à tenir en cas de complication cardiaque.

On sait que la *goutte* est due à un retard de la nutrition et caractérisée par la présence dans le sang d'un excès d'urée, d'acide urique et d'urates, par la production de la gravelle et de dépôts tophacés dans les tissus articulaires ou viscéraux.

1° Quoique le professeur Bouchard ait démontré que l'eau chaude aide la dissolution des concrétions tophacées, probablement en augmentant l'apport du sang et des alcalins ;

2° Quoique notre eau agisse en activant le mouvement nutritif, grâce à ses principes reconstituants, en favorisant, par ses propriétés diurétiques, la dissolution de l'acide urique, et, tout en en diminuant la production, en régularisant celle de l'urée ;

3° Quoique son bicarbonate de soude agisse dans le même sens, et s'oppose à la formation des sédiments uratiques ;

4° Malgré l'autorité de Lecorché, je ne crois pas la Bourboule indiquée dans tous les cas de goutte.

Son emploi me paraît non seulement inutile, mais même dangereux, dans les cas de goutte franche avec déterminations articulaires, et ce, par crainte des métastases. Vichy, Vals, Vittel ou Contrexéville sont mieux indiqués en pareil cas.

Mais si la Bourboule ne revendique pas le traitement de la goutte *confirmée,* elle peut hautement en réclamer le traitement *préventif*.

Comme accidents prémonitoires de la goutte, on note :

Dans la première enfance, certaines dermatoses, des eczémas, par exemple ;

Dans la deuxième, des catarrhes des voies

respiratoires caractérisés par un début brusque, une assez grande intensité, une disparition rapide ;

A l'âge adulte, des eczémas fendillés des doigts, des eczémas circonscrits, en placards ovoïdes ou arrondis, circinés ou marginés, ne suintant pas, mais démangeant beaucoup.

Ces eczémas, qui ont pour sièges de prédilection le devant de la poitrine, les malléoles, le creux auxillaire, les plis génito-cruraux, peuvent parfois revêtir chez les goutteux obèses, l'aspect intertrigineux.

On a noté aussi la furonculose du prurit anal. Celui-ci se montre surtout vers le soir, s'exaspère par la chaleur du lit ; rien ne paraît au début ; mais, dans la suite, on peut rencontrer des lésions de grattage et de la lichénification des tissus.

Contre tous ces accidents, la Bourboule réussit à merveille, par le traitement *externe* et l'emploi de la source Clémence *à l'intérieur*.

Il en sera de même pour les accidents *terminaux*, pour les cas de goutte *atonique* avec atrophie musculaire, défaut dans les fonctions d'assimilation, dépôts tophacés obstruant et déformant les articulations; quand, en un mot, la *cachexie* est proche.

Si, au début, l'eau minérale agit sur la diathèse et peut, de ce fait, en retarder ou même en faire disparaître les manifestations; à ce moment, l'indication principale est de relever à tout prix l'organisme; ce qui est le triomphe des eaux chlorurées sodiques arsénicales, dont la Bourboule est le type, et qu'on emploiera sous forme de *bains* (eau Choussy-Perrière).

Le *rhumatisme*, lui, est une maladie caractérisée par la présence dans le sang d'un excès de fibrine et la production de dépôts fibro-plastiques et jamais calcaires.

Nées d'un fond commun, sur le même terrain, ces deux maladies ne se confondent pas.

Les rhumatisants viennent chaque année en très grand nombre à la Bourboule. Tous les types du rhumatisme sont en effet justiciables du traitement.

« ... La variété qui abonde le plus est le rhumatisme musculaire; la variété articulaire vient après; le rhumatisme viscéral est plus rare. » (Peironnel.) L'auteur fixait, dès 1865, le nombre des rhumatisants au tiers de la clientèle totale.

Les conditions pathologiques qui paraissent avoir de l'influence sur la naissance du rhumatisme chronique, le seul justiciable d'un traitement hydro-minéral, sont les maladies arthritiques et le terrain scrofuleux. Or, il est de fait que la Bourboule réussit surtout chez les rhumatisants lymphatiques ou scrofuleux, chez lesquels le rhumatisme tend à se fixer sur une articulation ou chez lesquels existe de l'engorgement péri-articulaire.

On remarque parfois, au début du traitement, une recrudescence des symptômes douloureux, une poussée fluxionnaire ; cette poussée dure ordinairement peu, elle n'est, du reste, ni constante, ni nécessaire.

Charcot croit la médication arsénicale nuisible dans les cas invétérés ou lorsque la maladie s'est déclarée dans un âge très avancé.

L'un des premiers effets de son emploi « serait souvent de réveiller les douleurs et de les exaspérer, dans les jointures habituellement et plus profondément affectées.

» Quelquefois même la rougeur et le gonflement se manifestent là où ils n'existaient pas et l'on peut être obligé de suspendre momentanément le traitement ; mais en général, la tolérance s'établit au bout de quelques jours... »

L'eau agit :

1° Par son alcalinité ;

2ᶜ Par son hyperthermalité ;

3° Par sa riche minéralisation.

Il ne faut pas croire, en effet, comme l'a prétendu Niemeyer, « qu'il s'agit moins en pareil cas de prendre des bains de telle ou telle solution saline que de prendre des bains simplement chauds. »

Si la haute température a une réelle importance, la minéralisation joue aussi son rôle. Il est, en effet, de notoriété certaine que des malades incapables, pour diverses raisons, de supporter de hautes températures, n'en ont pas moins vu s'améliorer leur rhumatisme par des bains tempérés ; je dois ajouter, pour être complet, que ces malades étaient surtout des lymphatiques.

Besnier, lui, fait dépendre les résultats de la cure, non seulement de la nature de l'eau chaude, mais encore des procédés balnéaires mis en usage. Il voit dans l'arsenic un agent thérapeutique énergique, sinon spécifique du rhumatisme chronique, chez les sujets qui peuvent tolérer ce médicament. Il y ajoute l'iodure de potassium et je crois qu'il a raison.

Guéneau de Mussy est aussi d'avis que la Bourboule est nettement indiquée en pareils cas. « Les eaux minérales qui ont le plus de réputation dans le rhumatisme noueux, sont des eaux alcalines arsénicales, dont la France possède sinon le monopole, du moins les plus riches et les plus actives, telles que Lamalou, Plombières, Royat. La Bourboule, qui représente la note la plus élevée de cette gamme thermale, serait très utile dans les cas de rhumatisme chronique, si son installation répondait mieux à son admirable minéralisation ».

Depuis que ces lignes ont été écrites (1864), la Compagnie fermière a doté ses établissements de tous les perfectionnements réalisés en balnéo-thérapie dans ces dernières années. Le reproche de G. de Mussy n'a donc plus sa raison d'être.

« Depuis longtemps, continue G. de Mussy, on a constaté l'efficacité de ces sources dans les arthrites strumeuses et, cette année, je les ai conseillées avec succès dans un cas de rhumatisme nerveux. »

Parlant de son traitement du rhumatisme

chronique par les bains arsénicaux, G. de Mussy dit avoir quelquefois ajouté à l'arséniate de soude du chlorure de sodium, pour obtenir une sorte d'eau de la Bourboule artificielle, chez les sujets débilités ou dans les formes franchement chroniques. *A fortiori*, nos eaux sont-elles indiquées dans ces cas.

Par cette méthode, souvent même après un certain nombre de bains, la tuméfaction a diminué; la souplesse remplace la rigidité des articulations ; quand les désordres du squelette ne sont pas trop considérables, les membres déviés reprennent peu à peu leur direction normale. La déformation ne disparaît pas complètement, mais elle diminue, et surtout, elle cesse de mettre obstacle à l'action des muscles. En même temps, les membres que le défaut d'exercice avait atrophiés, semblent se développer. Les empâtements œdémateux s'effacent, et même dans les cas où l'on pouvait craindre une ankylose, on a vu se rétablir la mobilité articulaire, et les épaississements osseux et fibreux manifestement entrer en résolution. Le traitement arrive presque toujours à modifier heureusement la nutrition générale, activer l'hématose, colorer la peau, augmenter l'embonpoint.

Mais le traitement devra être fait pendant les phases d'accalmie, parce qu'il est parfois capable de provoquer de nouvelles crises douloureuses, au moins au début. Les rhumatisants devront vivre le plus possible au grand air et faire le plus possible d'exercices musculaires, dans la limite de leurs forces.

Le Dr Noir, qui s'est particulièrement occupé de la question, affirme que le traitement de la Bourboule est celui qui lui a donné les plus beaux résultats dans le traitement du rhumatisme *noueux*.

Plusieurs saisons sont nécessaires.

Dans les cas anciens et opiniâtres, les *bains de piscine* conviennent très bien.

Dans les cas de rhumatisme *fixe*, on emploie avec succès la *douche* concurremment avec le *bain.*

L'*étuve* donne également de bons résultats.

Le *massage humide* réussit particulièrement dans les cas de rhumatisme *goutteux*. Non seulement, il prévient l'ankylose fibreuse; mais, en activant la circulation, il diminuerait l'acidité des urates.

Contre le rhumatisme *nerveux*, les *douches* et les *bains de vapeur* à douce température ont donné de bons résultats.

Les maladies du cœur d'origine rhumatismale ne constituent pas *à priori* une contre-
indication formelle au traitement.

Les bruits de souffle anormaux et les palpitations consécutives au rhumatisme ne
sont pas en effet toujours dues à une cause
organique ; ils ne sont souvent l'indice que
d'une anémie profonde; dans ce cas, l'administration de l'eau minérale sera souvent
possible, en surveillant le traitement de
près.

S'il y a lésion organique, le traitement
hydro-thermal sera généralement contre-
indiqué.

Mais le Dr Noir dit avoir pu faire prendre
des bains et des douches à des cardiaques
sans voir apparaître la moindre complication;
« bien au contraire, tous les accidents ont
cessé dès que les symptômes rhumatismaux
se sont amendés. »

Je laisse au lecteur le soin de déduire les
conclusions.

BIBLIOGRAPHIE

Bouchard. — Maladies par ralentissement de la nutrition. Paris, 1885.

Lecorché. — Traité théorique et pratique de la goutte. Paris, 1884.

Prironnel. — La Bourboule, sa station thermale, ses eaux minérales, son Établissement. Clermont-Ferrand, 1865.

Charcot. — Leçons cliniques sur les maladies des vieillards et les maladies chroniques, *Œuvres complètes*, t. VII.

Niemeyer. — Lehrbuch der speciellen Pathologie und Therapie. Berlin, 1863.

Besnier. — Article « Rhumatisme » du Dictionnaire Encyclopédique des sciences médicales.

Guéneau de Mussy. — De l'emploi des bains à l'arséniate de soude contre le rhumatisme noueux, *in* Gazette des hôpitaux, août 1861.

Du traitement du rhumatisme noueux par les bains arsénicaux, *in* Bulletin de thérapeutique, septembre 1864.

Noir. — Du traitement du rhumatisme articulaire chronique déformant, dit noueux, par les eaux de la Bourboule, 1878.

W. Ebstein. — La goutte, sa nature, son traitement.
(Traduction française de Chambard.) Paris,
1887.

Landouzy. — *Union médicale*, 1882. *Gazette des
hôpitaux*, 1882. *Revue de médecine*, 1881.

Heulz et Cathelineau. — Essai de chimie biologique
appliquée à l'étude de l'action physiologique et
thérapeutique des eaux minérales de la Bourboule.

CHAPITRE XIII

Obésité.

Définition et causes de l'obésité. — Son traitement pathogénétique. — Indications du traitement. — Mode d'action des eaux. — Utilité de la source Clémence. — Exercice, Circumfusa. — Modes d'administration des eaux.

On désigne sous le nom d'*obésité*, l'accumulation de graisse dans l'organisme.

Elle peut dépendre de deux causes :

1° Insuffisance de destruction ou de combustion de la graisse, normalement déposée dans les tissus ;

2° Production de graisse en excès.

Toutes ces conditions, qui peuvent présider à l'accumulation de la graisse, se réduisent à une insuffisance d'oxydations.

La thérapeutique devra donc :

1° Combattre le vice constitutionnel qui entrave la nutrition ;

2° Réduire la quantité de graisse emmaga-
sinée et empêcher qu'elle soit remplacée.

En dehors des causes générales (suralimen-
tation, insuffisance biliaire, alcoolisme, anémie, etc...), il arrive souvent que les femmes
soient atteintes d'obésité vers l'âge de retour.
La Bourboule réussit à diminuer cette obésité abdominale, due au mauvais fonctionnement de l'appareil digestif par ralentissement de la circulation veineuse abdominale
à la suite de grossesses répétées.

Il en est de même pour les sujets âgés,
chez qui l'accumulation du tissu graisseux,
sans profit pour la force, témoigne seulement
d'un amoindrissement de la vitalité. Ceux-là
se débarrassent de ce produit d'ordre infé-
rieur, en même temps qu'ils reconquièrent
l'intégrité de leurs fonctions (appétit, digestion, sommeil, forces, etc.).

Les eaux minérales agissent en facilitant
l'assimilation, en activant les oxydations.

La clinique nous apprend que pour accé-
lérer les mutations nutritives, il faut recourir à l'action du système nerveux et du foie.

Le changement d'air, le voyage, la distraction ont de bons effets contre la dépression du système nerveux.

Les *douches* écossaises ou alternantes permettent d'obtenir la stimulation périphérique et l'excitation cutanée.

Mais l'action des alcalins de l'eau prise en *boisson*, en tant que comburante, n'est pas suffisante à l'égard de la graisse.

Enfin notre eau n'excite pas les propriétés destructives du foie vis-à-vis de la graisse; mais en rétablissant l'activité des mutations nutritives, l'eau minérale par son action topique, supprime la tendance à l'obésité, ou en arrête le développement (action altérante).

Avant d'aller plus loin, je tiens à combattre un préjugé qui donne à l'arsenic le pouvoir de « faire engraisser ». L'arsenic n'engraisse pas. Régulateur de la nutrition, il joue le rôle d'aliment d'épargne chez les malades en proie à des désassimilations exagérées et celui d'altérant chez ceux dont l'organisme pêche par excès d'assimilation : il rétablit en un mot le taux des matières grasses nécessaires au bon fonctionnement de l'organisme.

Je crois, d'après mon expérience personnelle, que l'usage interne de l'eau de la source Clémence, aux repas, donnera de bons résultats. Sa grande alcalinité en indique l'emploi, d'une part, pour comburer les graisses formées en excès dans l'organisme, et, d'autre part, pour stimuler les fonctions de la glande hépatique.

De plus, l'air vif des montagnes rendant les actes respiratoires plus complets, l'exercice au grand air et la vie active (promenades, excursions), seront utiles pour brûler la graisse formée. Mais tout en rendant par là l'assimilation plus parfaite et en la favorisant, on évite ainsi la trop grande désassimilation.

Il arrive en effet que, chez certains obèses, la désassimilation est excessive, l'apport de l'oxygène demeurant normal; il y a alors *azoturie*. Dans ce cas, la médication thermale externe ne ferait qu'augmenter la désassimilation, tout en accélérant le mouvement nutritif et, pour un effet utile, la meilleure combustion des graisses, on s'exposerait à précipiter davantage la destruction de la matière azotée, ce qui serait pernicieux.

Dans les cas d'*anazoturie* (30/59 des cas, suivant le professeur Bouchard) la nutrition étant plutôt ralentie, le traitement externe de la Bourboule sera au contraire profitable, puisqu'il active le mouvement nutritif.

Avant d'envoyer un obèse à la Bourboule, le médecin traitant fera donc bien de faire analyser les urines de son malade. Les bains seront contre indiqués si l'urée et les phosphates sont en excès.

La Bourboule devra être exclusivement réservée aux obèses chez lesquels l'indication se résumera dans le relèvement de l'énergie nerveuse et de l'activité respiratoire.

Bert et Regnault ayant démontré que l'élévation de la température du corps augmentait la rapidité de l'élimination de l'acide carbonique et l'absorption de l'oxygène, on administre des bains progressivement réchauffés de 37 à 39 degrés et de 30 à 40 minutes de durée, et des bains de vapeur. Le bain d'étuve est suivi d'une douche en pluie froide. Le massage donne d'excellents résultats.

On administrera l'eau en boisson à doses élevées dans les cas d'hyperazoturie, de désassimilation exagérée; on réservera le traitement externe à tous les autres cas.

Un régime diététique sévère est en même temps nécessaire pour le bon résultat de la cure, et ce ne sera peut-être pas, pour le malade, la partie du traitement la plus facile à suivre, à la Bourboule.

CHAPITRE XIV

Diabète.

Mode d'action de l'eau de la Bourboule dans le traitement du diabète. — Rôle de l'arsenic. — Résultats obtenus. — Indications spéciales du traitement. — La Bourboule né convient pas au diabète à marche aiguë, ni au diabète des gens obèses. — Elle est indiquée dans les cas de diabète azoturique, diabète nerveux, diabète des paludiques. — Cachexie diabétique.

Les eaux bicarbonatées sodiques sont indiquées dans toutes les maladies à nutrition retardante.

Dans le traitement du diabète, l'adjonction de l'arsenic aux alcalins n'est pas nuisible ; et c'est peut-être à cette heureuse association que, depuis 1884, la Bourboule doit ses succès dans la cure de cette maladie.

L'indication principale étant d'activer la nutrition, l'eau de la Bourboule y contribue grâce à ses propriétés alcalines. Elle favorise de ce fait les oxydations.

On obtient facilement la disparition de la glycosurie.

Quinquaud a du reste démontré expérimentalement que l'arsenic diminuait toujours, chez les animaux, la glycémie, la glycosurie et le diabète.

Devergie, Foville et Jaccoud ont montré que l'arsenic agissait comme modificateur du foie et conséquemment des fonctions glycogéniques.

Danjoy a montré que « tout traitement thermal, susceptible de produire une action reconstituante et de relever les forces nutritives, pourra produire la diminution graduelle ou même la disparition plus ou moins définitive du symptôme glycosurie. »

A ce bénéfice dû au traitement thermal lui-même, il faut ajouter l'action des alcalins, du chlorure de sodium, qui activent les combustions et facilitent la transformation du sucre en gaz acide carbonique.

D'un autre côté, Trousseau vantait l'arsenic dans le traitement du diabète.

On sait que Martineau a repris ces données et a préconisé chez les arthritiques le traitement du diabète par l'adjonction de l'arséniate de soude aux alcalins.

Suivant Saïkowski, l'arsenic enrayerait la fonction glycogénique du foie et agirait comme médicament d'épargne.

Bouchard et Lecorché l'ont employé avec succès dans le diabète avec azoturie.

Devergie et Foville le prescrivent comme tonique vasculaire et comme médicament d'épargne.

L'eau, prise à l'intérieur, n'agit pas comme diurétique, la sécrétion de l'urine n'est pas augmentée; la polyurie est au contraire diminuée.

Il en est de même de l'urée ainsi que la glycosurie. Il en résulte une réelle et prompte amélioration de la santé générale, sans qu'il y ait besoin d'un régime spécial. La diminution de l'urée et du sucre est généralement plus accusée au milieu du traitement qu'à la fin, où ils ont parfois même tendance à augmenter.

Nous savons depuis les travaux de Dauzat et le rapport à l'Académie de Bernard, interne des hôpitaux de Paris (1892), que l'eau de la Bourboule tend à rapprocher l'urée de ses proportions normales, l'abaissant, lorsqu'elle est en excès et la relevant, lorsqu'elle est insuffisante.

L'eau, employée à l'extérieur, agit en accélérant les mutations nutritives, ce qui modère l'intensité de la maladie et permet même quelquefois de la faire disparaître, puisque le sucre est par ce moyen mieux utilisé dans les tissus. Comme facteurs adjuvants, je fais jouer un grand rôle à la distraction, au changement d'air, aux voyages, promenades, courses, équitation....

Certains diabétiques anazoturiques verront l'urée augmenter du fait du traitement externe.

La Bourboule convient aussi aux diabétiques amaigris, à ceux chez lesquels l'azoturie serait une contre-indication à l'emploi du traitement alcalin pur. (Traitement interne.)

Le diabète à marche aiguë, à manifestations fébriles, comme on en rencontre chez les enfants et les adolescents, n'est pas améliorable par le traitement de la Bourboule.

La Bourboule convient moins bien aux diabétiques obèses, que Vichy ou Vals.

La médication externe leur donne cependant de bons résultats. On pourra y joindre l'usage interne de la source Henry.

Ceux qui retireront le plus de bédéfice de nos eaux, ce seront les diabétiques *maigres*, à

tendance *cachectique*, les *anémiés*, les *affaiblis*, les *azoturiques* et les diabétiques *me-
nacés de phthisie*. (Traitement interne.)

Chez tous ceux-là, nos eaux diminueront
rapidement la polyurie et la glycosurie.

Cette diminution sera progressive dès le
début de la cure et la glycosurie aura même
souvent disparu dès la fin du traitement.

La soif et la sécheresse de la bouche,
l'inaptitude musculaire surtout, l'insomnie
et les affections de la peau seront promptement et victorieusement combattues. L'odeur
acétonique de l'haleine est beaucoup plus
lente à disparaître. Il en est de même des
sueurs excessives, tant à redouter chez les
azoturiques. La peau reprend assez facilement
cependant ses fonctions normales.

Les plaies diabétiques sont assez vite cica-
trisées et les lésions pulmonaires retirent un
très bon effet de l'action curative de nos eaux.
(Eymery.)

L'arsenic agit comme anti-dénutritif; c'est
un médicament de la période consomptive.
Aussi Demange le vante-t-il contre l'azoturie.

Dans les troubles *nerveux* qui accompagnent le diabète (fatigue, vertiges, paralysies,
convulsions, douleurs...) il agit comme régu-

lateur de l'action nerveuse et comme reconstituant.

Enfin, dans tous les cas où l'*impaludisme* se joint au diabète, dans tous les cas où, comme le voudrait Verneuil, l'impaludisme serait seul en jeu, l'arsenic est indiqué.

En résumé, le diabète sera justiciable de la médication Bourboulienne, quand il sévira :

Sur des *arthritiques*;

Sur des *nerveux*;

Sur des *syphilitiques*;

Sur des *paludiques*.

Son emploi s'impose dans les cas de *cachexie* (diabète ancien, constitution peu vigoureuse, chiffre d'urée peu élevé).

Le diabète gras et le diabète dit essentiel, se trouveront mieux des eaux de Vichy et de Vals.

Nos eaux s'adressent aux valides; mais on peut y envoyer aussi ceux qui ne retirent plus de bénéfices de l'eau de Vichy, ceux qui sont azoturiques sans être polyphagiques, ceux qui ont enfin besoin d'un traitement réparateur.

Suivant M. Bernard, les diabétiques encore valides peuvent se borner à l'usage de l'eau en boisson, la balnéation restant le traitement de choix des malades affaiblis. Il est plus juste de dire que la médication variera suivant le genre de diabète qu'on aura à soigner.

Chez les *diabétiques azoturiques* sans polyphagie, on ne conseillera que la *boisson* puisqu'elle diminue les échanges azotés et phosphorés et réduit en même temps les oxydations.

Chez les *diabétiques hypoazoturiques*, on prescrira les *bains*, puisqu'ils augmentent les mutations nutritives, relèvent le coefficient d'oxydation, tout en diminuant le rapport de l'acide phosphorique à l'azote total.

La médication Bourboulienne reste encore indiquée dans le diabète *azoturique insipide* et dans le diabète *phosphatique,* caractérisé par une dénutrition phosphatée qui se produit sous l'influence de la tuberculose pulmonaire, ganglionnaire ou de diverses affections du système nerveux.

BIBLIOGRAPHIE

DEVERGIE et FOVILLE. — Traitement du diabète au moyen de l'arsenic. *Gazette médicale*, 1870.

JACCOUD. — Pathologie interne.

DANJOY. — Note sur quelques cas de diabète et de glycosurie traités à la Bourboule, in *Annales de la Société d'hydrologie médicale de Paris*, tome XX.

TROUSSEAU. — Cliniques médicales de l'Hôtel-Dieu.
    — De quelques moyens de traitement du diabète sucré. *Gazette des Hôpitaux*, 1857.
    — Annales de la Société de médecine d'Anvers, 1858.

SAIKOSWKI. — Du diabète in *Mouvement médical*, 1866.
    — Central Blatt, 1866.

BOUCHARD. — Etude des diabètes, 1874.

LECORCHÉ. — Traité du diabète, 1877.

DAUZAT. — Guide médical à la Bourboule. Paris, 1889.

EYMPRY. — De l'emploi des eaux de la Bourboule dans quelques cas de diabète compliqués de tuberculose pulmonaire in *Echo médical* de la Bourboule, 1887.

DEMANGE. — Article « Diabète » du Dictionnaire encyclopédique des sciences médicales, 1883.

LECORCHÉ et TALAMON. — Etudes médicales faites à la maison Dubois, 1881.

VERNEUIL. — In *Bulletins de l'Académie de médecine*, 1881.

— *Gazette des Hôpitaux* et *Gazette hebdomadaire*, 1882.

BERNARD. — De l'action physiologique et thérapeutique des eaux de la Bourboule. (Rapport présenté à l'Académie, 1893.)

BENCE-JONES. — On Diabetes. *Medical Times and Gazette*, 1854.

HEULZ et CATHELINEAU. — Essai de chimie biologique appliquée à l'étude physiologique et thérapeutique des eaux de la Bourboule.

CHAPITRE XV

Syphilis.

La Bourboule n'a pas d'action spécifique sur la syphilis. — Indications du traitement. — Rôle de l'eau minérale. — Résultats obtenus. — Période tertiaire. — Cachexie. — Résumé. — L'arsenic peut donner de bons résultats même à la période secondaire.

La *syphilis* nous amène chaque année un certain nombre de malades.

On sait que les eaux minérales ne constituent pas en général une médication spécifique de la syphilis; la Bourboule n'échappe pas à cette loi.

Cependant nos eaux sont efficaces à la deuxième et à la troisième période; elles réussissent surtout dans les cas où la scrofule se rencontre avec la syphilis sur le même individu.

Suivant le Dr Monin, « prises en même temps que les médicaments antisyphilitiques, elles procurent à l'organisme une tolérance très-marquée pour les remèdes, en facilitant l'action altérante et réparatrice et en précipitant l'évolution des accidents secondaires et tertiaires. »

Suivant Lambron, les eaux minérales n'auraient d'effet curatif qu'en rendant au mercure arrêté dans l'organisme, la fluidité qui lui manquait pour continuer ou achever la guérison.

Delioux de Savignac ne conseille pas l'usage de l'arsenic avant la période tertiaire; il engage à l'employer après le mercure et l'iodure de potassium, pour achever la cure. « Ce sont surtout les syphilides qui auraient résisté aux traitements antérieurs que l'on voit céder à l'influence de l'arsenic. » (Syphilides psoriasiformes.)

Les *exostoses*, les *périostoses*, les *douleurs ostéocopes* sont parfois amendées. Il en est de même de la syphilis *viscérale* et des *gommes sous-cutanées*.

L'eau modifie avantageusement cette altération profonde de la constitution qu'entraîne la *cachexie* syphilitique. Reconstituante, elle rend aux grandes fonctions de l'économie, languissantes et prêtes à s'éteindre, une certaine activité.

Il arrive parfois que le traitement fait éclater sous forme de poussée générale, un vieux germe de syphilis abandonné dans l'organisme, et permet ainsi de caractériser des syphilis *latentes*.

Au résumé, on pourra conseiller l'usage des eaux de la Bourboule dans les formes *asthéniques* et *dénutritives*, dans la *cachexie* et dans les états constitutionnels associés à la syphilis, tels que le *lymphatisme* et la *scrofule*.

Il me paraît néanmoins bon de noter les résultats obtenus par un médecin des Indes-Britanniques, Smith, qui employa l'arsenic dans un cas de syphilis *secondaire*, rebelle au mercure et à l'iodure de potassium.

Le malade présentait : une éruption psoriasiforme généralisée, des ulcérations aux mains et aux pieds, de la périostose du tibia, des os de l'avant-bras et du crâne, des douleurs ostéocopes nocturnes. L'arsenic fut employé alors et l'on constata une rétrocession manifeste de tous les symptômes morbides, au bout de quelques jours de traitement. Il obtint rapidement la disparition des manifestations cutanées, des douleurs nocturnes et même des épaississements périostiques.

Il y a peut-être là une nouvelle indication à signaler. Je ne peux, pour le moment, que mentionner le fait.

BIBLIOGRAPHIE

LAMBRON. — *Annales* de la Société d'Hydrologie médicale de Paris, t. III.

DELIOUX de SAVIGNAC. — Article « Arsenic » du Dictionnaire Encyclopédique des sciences médicales.

H. SMITH. — De l'arsenic dans la syphilis, *in* Semaine médicale, 30 décembre 1891 (annexes).

CHAPITRE XVI

Chlorose, Leucémie et Anémie.
Maladies du sang. Maladies du cœur.
Cachexies.

IIndications du traitement dans la chlorose. — Résultats. — Mode d'administration des eaux. — Formes de chlorose amendées par le traitement.
- La leucémie peut être amendée par la cure de la Bourboule. — Certaines anémies sont justiciables de ce traitement. — Indications.

II. L'arsenic dans les affections organiques du cœur. — Indications particulières. — Mode d'administration des eaux.

III. L'arsenic dans les cachexies. — Paludisme. — Albuminurie chronique et cachexie brightique. — Rôle de l'anémie dans la maladie de Bright. — Contre-indications. — Mode d'administration des eaux.

Dans la chlorose des *lymphatiques*, des *enfants*, chez les filles de *dartreux*, l'arsenic réussit mieux que le fer, que cette affection tienne à un mauvais état des voies digestives ou soit entretenue par une affection des voies génitales.

Les résultats du traitement sont presque immédiats et s'annoncent par le développement de l'appétit, la rapidité des digestions, l'accroissement des forces, la résistance à la fatigue. La pâleur est plus longue à disparaître.

Le traitement consiste en : *douches* générales en pluie ou en jet, très courtes.

Chez les chlorotiques *aménorrhéiques*, on y joindra les *bains de pieds* chauds. La douche sera dirigée de préférence sur les parties inférieures du corps.

Le déplacement, le changement de vie, les propriétés excitantes du liquide thermal, l'activité développée vers l'appareil digestif par l'usage interne de l'eau et vers la périphérie par son usage externe, sont aussi favorables à la cure.

Du reste, l'eau de la Bourboule contient 0 gr. 002 par litre de peroxyde de fer : les sources de Fenestre en contiennent jusqu'à 0 gr. 02 à l'état de bicarbonate de peroxyde de fer, ce qui les rend parfaitement et promptement assimilables. De plus, l'acide carbonique libre agit en rétablissant ou ranimant les fonctions digestives. Le traitement *interne* a donc également une réelle efficacité.

Suivant Luzet, l'arsenic possède une réelle utilité dans le traitement de la chlorose, mais cette utilité est cependant limitée. Modificateur puissant de la nutrition et particulièrement excitateur de la formation hématoblastique, il doit être réservé :

1º Aux cas d'anémie intense avec ralentissement ou épuisement de la fonction hématoblastique, à ces cas de chlorose compliquée que l'auteur rapproche de l'anémie pernicieuse progresssive ;

2º Aux chloroses tardives et particulièrement à la chloro-anémie de la ménopause ;

3º Aux chloro-anémies tuberculeuses et à ces cas compliqués où interviennent dans la genèse de la chloro-anémie, un grand nombre de facteurs étiologiques.

Aux malades transportables, M. Luzet conseille l'emploi des eaux minérales naturelles. Il place au premier rang la Bourboule : car, dit-il, il est utile de faire faire la cure sur place. On profite ainsi du changement de milieu et d'air, en même temps que de l'agent médicamenteux. La cure d'altitude donne de bons résultats dans les cas dyspeptiques ; mais l'aérothérapie ou cure de montagnes, n'en donnera de bons que dans les chloroses légères ou fortement améliorées.

D'après les récentes recherches de Drew, l'arsenic à doses croissantes donnerait de bons résultats dans la *leucémie*, au moins comme relèvement de l'état général, diminution de l'hypertrophie splénique et du nombre des globules blancs.

Le traitement par l'eau de la Bourboule donnera les mêmes résultats que le traitement par la liqueur de Fowler. Au traitement interne, le traitement externe viendra joindre ses effets bienfaisants.

Les anémies qui accompagment les dyscrasies *arthritique* ou *tuberculeuse*, *scrofuleuse* ou *syphilitique* et la *cachexie diabétique* sont toujours amendées, l'eau stimulant la nutrition et rétablissant l'intégrité des fonctions nutritives. Le traitement interne s'adresse surtout aux anémiques dont les échanges et les oxydations azotées sont augmentées.

Dans les cas d'échanges azotés et d'oxydations *amoindries*, il faut insister surtout sur la *balnéation;* dans les deux cas, les sources Fenestre et Henry sont indiquées.

Enfin l'arsenic calme les *névropathies* de la

chloro-anémie, relève les fonctions digestives. Il s'impose dès qu'il y a un élément nerveux à combattre, dès qu'on cherche à relever le taux de la nutrition. Cette stimulation de la nutrition est importante chez les anémiques et surtout chez les anémiques *tuberculisables*, candidats à la phthisie, car plus les fonctions de l'économie seront faibles et languissantes et plus le terrain sera favorable à l'implantation du bacille tuberculeux.

Je sais qu'on pourrait m'objecter les recherches de Delpeuch. Si malgré l'arsenic, la quantité des globules blancs et des hématoblastes n'est pas toujours modifiée, il n'en est pas moins prouvé par l'expérience (et le savant élève d'Hayem le reconnaît lui-même), que l'arsenic à faible dose, augmente l'appétit et relève les forces. C'est déjà quelque chose.

Si une contre-indication a jamais été nettement formulée à l'emploi des eaux thermales, c'est à coup sûr l'existence des *affections organiques du cœur*. Il peut donc paraître au moins hasardeux de voir figurer la Bourboule à ce chapitre.

On attribuait autrefois à l'arsenic une

action pyrétogène ; on a fini par y voir plutôt un agent sédatif, ralentissant la circulation, abaissant la température, au moins en restant dans certaines limites.

Germain Sée admet l'usage de l'arsenic dans les formes pulmonaires des maladies du cœur.

Dujardin-Beaumetz va jusqu'à le préférer au fer dans l'anémie de certaines affections cardiaques.

La Bourboule pourra rendre dans ces cas des services, en stimulant les fonctions générales, en activant l'appétit et en combattant l'anémie, *ipso facto*.

Cette action de l'arsenic sur les maladies du cœur avait autrefois été étudiée par Barth. Il faut dire qu'elle est très controversée. Pour G. Sée, l'arsenic accélererait les battements du cœur. Pour Hardy, Béhier, Hérard, Briquet, Gubler, il les ralentit, au point même de faire disparaître les palpitations. (Barth.)

Quoi qu'il en soit, on ne trouvera, suivant moi, d'effets vraiment utiles de ce traitement que dans les cas de moyenne intensité.

Le cas cité par Nicolas, où l'arsenic aurait fait diminuer l'œdème, l'ascite et la conges-

tion pulmonaire, en même temps qu'il toni-
fiait ou du moins paraissait tonifier le muscle
cardiaque, me paraît être une heureuse exception.

Le traitement consiste en bains tièdes,
espacés et courts; l'eau en boisson sera
donnée par quantités modérées. On évitera
les bains de vapeur.

Si la *cachexie cardiaque* reste, en général,
il faut bien le dire, au-dessus des ressources
de notre médication thermale, il est loin d'en
être de même de la période ultime des maladies constitutionnelles.

On sait que nos eaux agissent dans ces cas
à la manière d'agents toniques et stimulants
à la fois; elles sont de plus altérantes; c'est
dire avec Durand-Fardel qu'elles modifient
certaines altérations spéciales de l'organisme
dans un sens tout particulier.

A la cachexie *scrofuleuse, arthritique,
herpétique et syphilitique*, vient s'ajouter la
cachexie *paludéenne*.

Dans les engorgements du foie et de la
rate, consécutifs au paludisme, l'eau thermale
remonte l'économie et lui permet de retrou-
ver des forces pour se débarrasser du génie
morbide qui l'étreint. Mais si l'eau donne de

bons résultats au point de vue de l'économie générale, elle ne diminue guère l'hypertrophie des glandes hépatique ou splénique. On ne peut pas à ce point de vue la comparer à Vichy.

Je suis d'avis de joindre au traitement arsénical interne, l'usage des douches d'eau froide. Le malade y trouve grand profit.

Cette action sur la cachexie paludéenne était connue depuis longtemps. Les fièvres intermittentes étaient fréquemment traitées jadis à la Bourboule, puisqu'on avait donné leur nom à l'une des sources de la localité (Source des Fièvres).

Le changement de vie, l'éloignement des conditions qui ont présidé au développement de la maladie, doivent évidemment entrer en ligne de compte, mais il faut aussi reconnaître à l'arsenic un réel pouvoir tonique et reconstituant et une action vraiment neutralisante du principe morbide qui déprime l'organisme, dans les cas de fièvres à récidives avec commencement de cachexie. Les faits démontrent avec leur brutalité habituelle que ni l'arsenic, ni ses composés ne sont des hyposthénisants. Si, suivant l'expression de Delioux de Savignac, « l'arsenic n'est pas un sthéno-paralytique direct comme le fer, c'est un excitant des nervules ganglionnaires, racines, si l'on peut dire, de la vie organique, sous l'influence desquelles s'opèrent les actes primordiaux de la nutrition... toujours est-il que cel'e-ci y trouve souvent un stimulant étrange, si l'on veut, mais positif. »

Moutard-Martin considère également la médication arsénicale comme supérieure à toute autre dans le traitement de la cachexie paludéenne.

Dans le traitement de *l'albuminurie chronique* et de la *cachexie brightique*, l'arsenic a parfois donné de merveilleux résultats.

Suivant Jaccoud, « l'albuminurie apparaissant chez des individus atteints d'une maladie constitutionnelle, peut être regardée comme l'une des expressions symptomatiques de la maladie générale. Cela s'observe dans la scrofule et dans la dartre. Si alors l'étude séméiologique du phénomène démoutre que le rein n'est pas encore le siège d'altérations incurables, il n'y a pas lieu de diriger contre l'albuminurie elle-même, d'autre traitement que celui qui est indiqué par la maladie constitutionnelle, et la guérison viendra souvent démontrer la justesse de cette observation. »

De cette assertion découle l'application immédiate à l'albuminurie qui sévit chez les *scrofuleux,* les *arthritiques* et les *dartreux.*

Lauder-Brunton, Pap et Semmola sont d'avis que par son action sur la nutrition, l'arsenic aide à l'absorption des matières albuminoïdes.

Il est probable qu'à l'action de l'arsenic, dans le traitement par l'eau de la Bourboule, vient se joindre celle du bicarbonate de soude et du chlorure de sodium.

Le traitement est absolument contre-indiqué dans les cas de néphrite aiguë ou subaiguë; il est indiqué au contraire toutes les fois qu'il y a de l'amaigrissement sans anasarque. Dans ces cas, les forces se relèvent, et les fonctions rénales sont ranimées.

Le traitement consiste en *bains de vapeur, étuve sèche* suivie de *douches froides* générales ou en cercles.

On soulage les reins par l'excitation prolongée des fonctions de la peau. Malgré tout, on devra surveiller attentivement ce fonctionnement; on agira avec beaucoup de prudence et on évitera avec le plus grand soin la congestion rénale.

Au résumé, la Bourboule réussit :

Dans l'albuminurie, suite de *grossesse* et d'*états infectieux ;*

Dans l'albuminurie qui complique le *diabète ;*

Dans l'albuminurie *intermittente* de Teissier ;

Dans l'albuminurie *phosphaturique* de Robin (Eau en boisson).

BIBLIOGRAPHIE

Rotureau. — Éléments de thérapeutique, 1875.

Luzet. — La chlorose (*Bibliothèque médicale.* Charcot-Debove), 1892.

Drew. — Société clinique de Londres (27 mai 1892) in *Semaine médicale* du 1er juin 1892.

Delpeuch. — De l'action de l'arsenic sur le sang. *Thèse de Paris*, 1880.

G. Sée. — Du diagnostic et du traitement des maladies du cœur, 1879.

Dujardin-Beaumetz. — Leçons de Clinique thérapeutique.

BARTH. — Rapport sur l'action curative de l'arséniate d'antimoine dans les maladies du cœur. — Discussion. *Bulletins de l'Académie de médecine*, 1870-1871.

NICOLAS. — La Bourboule actuelle. Paris, 1888.

DURAND-FARDEL. — Traité des eaux minérales de la France et de l'étranger. Paris, 1883.

DELIOUX DE SAVIGNAC. — Article « Arsenic » du Dictionnaire Encyclopédique des Sciences médicales.

MOUTARD-MARTIN. — Médication arsénicale dans le traitement des fièvres paludéennes. *Académie de médecine*, 1872.

JACCOUD. — Article « Albuminurie » du Dictionnaire de médecine et de chirurgie pratiques. Tome I, page 585.

LAUDER-BRUNTON. — The Practitioner. Juin 1877, page 127.

PAP. — Wiener medicinische Press, n° 12, 1875.

SEMMOLA. — Traitement de l'albuminurie. *Journal de médecine de Bruxelles*, 1867.

F. BERNARD. — De l'action physiologique et thérapeutique des eaux de la Bourboule. Rapport présenté à l'Académie, 1893.

G. SÉE. — Du diagnostic et du traitement des maladies du cœur, 1879.

BOUILLAUD. — Traité des maladies du cœur, 1841.

— Traité de nosographie médicale, 1846.

A. ROBIN. — Comptes rendus, Académie de médecine, 1893.

CHAPITRE XVII

Affections des voies respiratoires.

I. Maladies des fosses nasales.
II. Maladies du larynx.
III. Maladies des bronches.

I. — Hypersécrétions nasales purulentes. — Rhinites vaso-motrices. — Leurs causes. — Effets du traitement. — Eczéma narinaire. — L'œdème chronique gélatineux des paupières.

II. — Laryngite chronique. — Son traitement. — Aphonie nerveuse.

III. — Influence des diathèses sur les bronchites chroniques. — Les symptômes varient suivant la diathèse. — But du traitement. — Mode d'administration des eaux. — Fréquence de la poussée initiale.

IV. — L'asthme dépend des diathèses herpétique et arthritique. — Il est doublement justiciable de la médication thermale. — L'asthme au Mont-Dore et à la Bourboule. — Mode d'action de l'eau. — Catégories d'asthmatiques pouvant profiter du traitement Bourboulien. — Effets du traitement. — L'emphysème est également amendé par le traitement.

Parmi les affections nasales il en est peu qui ressortissent au traitement Bourboulien. La seule qui mérite d'être traitée est l'*ozène,* que son origine soit parasitaire ou non, comme certains l'ont prétendu. Le traitement local (*douche*) agit dans ces cas à un double point de vue :

1° Il déterge la muqueuse ;

2° Il la modifie à l'aide des principes actifs qu'elle contient. La douche locale a ici la même action que sur les autres muqueuses.

Elle doit être dans tous les cas bien comprise.

On devra éviter les trop grandes pressions et surtout un jet trop longtemps continué, parce que la trompe s'ouvre à un moment donné, malgré la recommandation faite aux malades d'ouvrir la bouche et d'observer le silence absolu pendant sa durée. Au résumé, on emploiera un jet d'intensité moyenne, souvent interrompu.

Les eaux de la Bourboule peuvent être aussi d'un grand secours dans les affections vaso-motrices ou congestives, telles qu'*hypertrophie des cornets, coryza vaso-moteur, coryza des foins et hydrorrhée nasale*, lorsque cette dernière n'est pas due à un kyste ou à une affection inflammatoire des sinus.

Il n'en est pas de même pour les *hypersé-crétions purulentes chroniques* des fosses nasales. Ces dernières, en effet, ne sont point dues, comme on le croyait jusqu'à ces derniers temps, à des inflammations de la muqueuse nasale proprement dite. *Chez les enfants*, la cause la plus fréquente des hypersécrétions, rattachées autrefois à la scrofule, au lymphatisme, en somme à des états constitutionnels, provient tout simplement de la présence de végétations adénoïdes, dont le seul traitement est l'ablation. Cette ablation pratiquée, l'eau de la Bourboule favorisera la reconstitution de l'organisme parfois fortement atteint par la seule présence de ces végétations (étroitesse de la cage thoracique, débilité générale, pâleur, arrêt de développement du maxillaire supérieur, anémie, etc.). *Chez l'adulte,* les hypersécrétions purulentes chroniques, nasales ou rétro-nasales, sont liées à une inflammation des sinus. On ne peut donc pas demander à la douche thermale de modifier des régions à elle inaccessibles, mais si l'on songe que ces suppurations pourraient entraîner à la longue des troubles de l'organisme signalés ces derniers temps en grand nombre (bronchites, pouls lent, affections du tube digestif...), l'eau de la Bourboule pourra agir sur l'état général en réparant l'organisme.

Quant aux anciennes dénominations de catarrhe chronique, coryza purulent, coryza chronique, blennorrhée nasale, ou rétro-nasale, ils n'ont plus de signification aujourd'hui et ces termes doivent être considérés comme signifiant des inflammations des sinus maxillaires, frontaux, sphénoïdaux et des cellules ethmoïdales.

Comme cause de ces suppurations chroniques, se présente en première ligne l'*eczéma narinaire* et l'eczéma *pilaire* de la lèvre supérieure.

L'eczéma narinaire guérit souvent assez rapidement. Il n'en est pas de même de l'eczéma pilaire (type médian) qui subit des poussées nouvelles chaque fois que l'affection nasale augmente, ainsi que la suppuration. Le traitement doit donc s'adresser à la fois à l'affection de la lèvre et à l'affection nasale.

Le traitement hydro-thermal modifie les fonctions de la peau, en général, et de la muqueuse pituitaire en particulier. En même temps, il reconstitue l'organisme.

Il devra donc être à la fois local et général. Les *pulvérisations* et *douches nasales* agissent sur la muqueuse pituitaire, sur les fosses nasales postérieures; elles donnent aussi d'excellents résultats dans l'impétigo et l'eczéma narinaire qui accompagnent souvent l'hypersécrétion nasale purulente.

L'eczéma narinaire doit être soigné; livré à lui-même, il peut donner lieu à deux complications.

La première que l'on rencontre fréquemment à la Bourboule est l'eczéma *éléphantiasique* ou mieux *hypertrophique* de la lèvre supérieure (scrofuleux).

La deuxième, très rare, a été décrite pour la première fois par le Dr Vérité, qui l'a désignée sous le nom d'*œdème chronique gélatineux des paupières*.

Le traitement thermal est un précieux adjuvant du traitement chirurgical, chez les individus récemment opérés de rhinite hypertrophique ou de végétations adénoïdes.

Il devra être à la fois local et général.

L'inflammation catarrhale chronique du *larynx* n'est souvent qu'un état prolongé d'un catarrhe aigu persistant chez certains individus affaiblis ou tuberculeux, cachectisés ; souvent aussi elle résulte d'un surmenage constant de l'organe vocal chez les personnes qui abusent de leur voix ou chez ceux qui sont journellement exposés à des poussières irritantes. Dans cette affection, l'hypertrophie de la muqueuse et la dilatation des vaisseaux et tous les troubles de la sécrétion sont justiciables du traitement thermal. Il en est de même pour la *laryngite sèche* appelée *laryngis ozena* par Baginski, en ce qui concerne la formation des croûtes épaisses, très adhérentes qui siègent sur la muqueuse du larynx et même de la trachée.

Quant au traitement des *affections tuberculeuses* du larynx, l'eau agit surtout par son action sur l'économie. L'affection aura d'autant plus de chances d'être enrayée qu'elle aura été soignée plus près de son début.

Le traitement doit être à la fois *local et général.*

Localement on se servira des *inhalations* et pulvérisations tièdes.

Chez les rhumatisants et les goutteux, les

bains de vapeur suivis de frictions au gant de crin et de massage sont indiqués. Le traitement *interne* (boisson) s'adressera à la diathèse.

Les cas d'*aphonie* sont dus, en général, soit à une parésie des cordes vocales, soit à la phthisie laryngée, soit à des paralysies musculaires, soit à des épaississements inflammatoires ou à des productions néoplasiques qui empêchent le rapprochement des cordes. De tous ces troubles, ceux qui tiennent à des épaississements diffus ou localisés, mais très peu intenses (nodules des chanteurs, laryngite catarrhale chronique) sont les seuls justiciables du traitement.

Si le catarrhe prédomine, si les poussées inflammatoires sont fréquentes, le traitement ne donnera que de médiocres résultats.

Pour les mêmes raisons, la *trachéite chronique* est souvent amendée à la Bourboule dans les mêmes conditions.

Les diathèses ont-elles une influence quelconque sur la genèse de la *bronchite chronique* ?

Suivant Laennec et Graves, le fait n'est pas douteux. Constantin Paul, Dujardin-Beaumetz et surtout Schlemmer acceptent cette

manière de voir que Bazin avait déjà défendue.
M. Germain Sée la critique absolument.

Si la bronchite *goutteuse*, caractérisée par l'existence de cristaux d'urate de soude, dans les ramifications bronchiques, est très rare, l'asthme et la bronchite asthmatique s'observent fréquemment chez les neuro-arthritiques héréditaires que Lancereaux appelle des herpétiques. Enfin, il existe fréquemment une bronchite chronique chez des *arthritiques* qui ne sont ni asthmatiques, ni goutteux. Ces bronchites sont sèches ou humides, mais n'ont jamais été précédées de crises d'asthme.

A mon avis, la bronchite chronique est une des manifestations des quatre maladies constitutionnelles de Bazin. Les plus fréquemment observées à la station relèvent des diathèses *scrofuleuse, arthritique et herpétique*.

Pidoux a même été jusqu'à dire que le rhume des herpétiques, lymphatiques ou arthritiques ne serait autre chose que des herpétides muqueuses, rhumatico-lymphatiques, analogues au pityriasis de la face et du cuir chevelu.

Quoiqu'il en soit, dans la bronchite catarrhale chronique, les symptômes varient avec les diathèses.

La toux des *arthritiques* est quinteuse, violente, pénible ; des efforts considérables n'amènent qu'un petit crachat sec et dur. La fièvre est fréquente ; il peut même y avoir du délire. La maladie prend une allure éréthique, fluxionnaire et superficielle. Les récidives sont fréquentes.

Il faut cependant distinguer deux formes, suivant que la bronchite sévit chez des *rhumatisants* ou des *goutteux*.

Chez les *rhumatisants*, les phénomènes stéthoscopiques sont très mobiles ; la toux est quinteuse avec paroxysmes nocturnes ; les malades se plaignent de douleurs rétro-sternales, et ils sont tout particulièrement sensibles aux influences atmosphériques. Chez les *goutteux*, la toux est également quinteuse, la dyspnée intense, l'expectoration visqueuse et âcre. La maladie revêt chez eux un caractère congestif ; elle apparaît aussi bien en été qu'en hiver.

La toux des *herpétiques* est la toux dite d'irritation ; malgré tous leurs efforts, les herpétiques ne crachent pas. Tout l'arbre bronchique est irrité ; ils ont continuellement une toux laryngée, spasmodique. On retrouve concomitamment chez eux de l'angine granuleuse.

Ces malades résistent ordinairement beaucoup aux traitements ordinaires; ils sont sujets à des récidives fréquentes; l'affection bronchique alterne avec l'affection cutanée; on note entre elles un véritable balancement.

Les herpétiques s'essoufflent facilement, leurs secrétions pituitaires sont particulièrement âcres.

Les *scrofuleux* toussent sans effort, expectorent facilement, abondamment (Bronchorrhée).

Les symptômes généraux et fébriles sont peu marqués. La maladie affecte une marche lente et prolongée. L'emphysème complique fréquemment ces bronchites.

Dans toutes ces affections, il faut chercher à modifier la diathèse. C'est à ce point de vue que Dujardin-Beaumetz recommande la Bourboule, chez les rhumatisants et les herpétiques.

Suivant Delioux de Savignac, « l'arsenic n'a aucune action sur la bronchite aiguë, mais qu'elle se lie à un état herpétique, qu'elle alterne avec les manifestations cutanées de cet état, qu'elle soit par exemple, un eczéma bronchique, fait plus commun qu'on ne le suppose, alors l'arsenic fera merveille, et c'est alors qu'on le verra parfois tarir des expectorations muco-purulentes qui, jusque-là, semblaient interminables...

« Anti-catarrhal, surtout en présence d'un élément herpétique et anti-dyspnéique, telles sont les deux principales manières de se comporter de l'arsenic dans les maladies des organes respiratoires et de là doivent découler et les déterminations et les espérances du praticien.

» L'acide arsénieux et l'arséniate de soude peuvent donc avoir une grande efficacité contre certaines bronchites chroniques et peuvent en guérir des plus rebelles et des plus opiniâtres. »

Le bicarbonate de soude agit, lui, comme topique, sur la muqueuse bronchique : il s'élimine par elle, en faible quantité et rend plus facile l'expectoration des mucosités. Le docteur Château a rapporté de nombreuses observations, concluant dans le même sens.

Mais il reste entendu que, pour que la cure réussisse, il est indispensable que l'élément arthritique, scrofuleux ou herpétique soit en jeu.

L'eau, prise en *boisson*, combat la diathèse ;

l'usage *externe* attaque l'élément morbide ou agit en tant que révulsif.

Au début du traitement, il est assez ordinaire de voir survenir une poussée assez violente, se traduisant : dans les affections de la gorge, par de la rougeur, de la tuméfaction, de la douleur au moment de la déglutition ; dans les affections des bronches, par de la surexcitation, de la toux, de l'expectoration.

Cette inflammation démontre l'action substitutive du médicament sur la muqueuse. Ces symptômes s'amendent promptement et finissent même par disparaître assez rapidement.

Au point de vue général, la nutrition devient meilleure ; mais une seule saison ne suffit pas pour amener la guérison, tout en pouvant produire une amélioration notable qui subsiste parfois jusqu'à la saison suivante.

Bouillaud, Trousseau, Bazin avaient fait de l'*asthme* une maladie dartreuse. Trousseau cite Duclos (de Tours), qui aurait rencontré la diathèse *herpétique* chez presque tous ses asthmatiques.

Suivant cet auteur, quand l'asthme prend

pendant quelques jours une forme continue avec sécrétion exagérée des bronches, il y aurait sur la membrane muqueuse pulmonaire, une véritable poussée eczémateuse.

Cependant Trousseau ne considérait pas toujours l'asthme diathésique comme relevant de l'*herpétis*.

Il cite dans ses cliniques, de nombreux cas relevant de l'*arthritis* (goutte, rhumatisme). Suivant lui, l'asthme ne relèverait que de ces deux diathèses, dont il serait une forme spasmodique, ayant pour siège l'appareil pulmonaire.

Il préconisait contre lui les fumigations arsénicales. Dans les cas d'asthme dartreux, il prescrivait l'arsenic à l'intérieur, et ajoutait que ce remède était excellent contre l'asthme, même dans un grand nombre de cas où la diathèse herpétique ne joue aucun rôle.

Suivant G. de Mussy, la plupart des asthmes réputés dartreux, ont pour point de départ l'arthritisme et les affections cutanées qui l'accompagnent (eczéma, urticaire...). Bouchard et Pidoux sont du même avis.

D'après les cas que j'ai eus à soigner à la Bourboule, l'asthme serait surtout dartreux chez les enfants.

Enfin il arrive parfois qu'il existe un véritable balancement entre les accès d'asthme et les exanthèmes dartreux; il peut être alors indiqué de respecter les manifestations cutanées dartreuses ou même de les provoquer.

Germain Sée voit dans l'asthme un vice de nutrition des tissus nerveux.

L'asthme est-il justiciable de la médication thermale ? Oui, à deux points de vue :

1° Constitutionnel ;

2° Local.

L'asthme peut accompagner un état catarrhal des bronches (asthme catarrhal ou humide), ou exister indépendamment de cet état (asthme sec ou nerveux).

Bien que l'arsenic sous ses diverses formes pharmaceutiques et les eaux minérales arsénicales aient une action favorable dans l'asthme *nerveux*, il faut remarquer que cette action sera surtout manifeste dans les cas qui relèvent de l'arthritis ou de l'herpétis. Sauf dans ces cas, en effet, l'asthme sec est plus avantageusement traité au Mont-Dore. (Neuro-arthritiques héréditaires, herpétiques de Lancereaux.)

La forme *catarrhale* est beaucoup plus justiciable du traitement Bourboulien.

L'action des eaux minérales sur l'état névropathique nous paraît moins bien démontrée.

La médication Bourboulienne convient très bien aux enfants lymphatiques ou scrofuleux, qui deviennent généralement plus tard arthritiques, ou aux enfants issus de scrofulo-tuberculeux.

Comment agit l'eau minérale ?

Suivant Astrié, des bains de vapeurs quelconques feraient céder les attaques en peu de minutes. Ceci paraîtrait être confirmé par les bons résultats obtenus aussi bien aux stations d'eaux sulfureuses qu'au Mont-Dore ou à la Bourboule.

Notre eau agit :

1° Par son bicarbonate de soude ;

2° Par son acide carbonique (asthme sec) ;

3° Par son arsenic.

Celui-ci a un effet eupnéique (G. Sée).

L'eau, prise en *inhalation*, arrive dans le poumon, avec tous ses principes, grâce à sa fixité. A l'absorption, vient se joindre un effet topique.

Suivant Waldburg, les inhalations diminueraient la durée et l'intensité des accès et produiraient un arrêt temporaire de la maladie.

Les effets sédatifs sont encore plus marqués en combinant l'inhalation avec l'étuve.

Suivant G. de Mussy, la Bourboule conviendrait surtout aux asthmatiques, arthritiques ou névropathes; le Mont-Dore, aux asthmatiques scrofuleux, atteints de catarrhe abondant, persistant entre les accès, chez les malades peu excitables, chez les débilités. G. de Mussy craint une poussée trop active chez ces malades, à la suite de notre traitement stimulant.

A mon avis, on peut envoyer à la Bourboule les quatre catégories suivantes d'asthmatiques :

1º Asthmatiques *simples*, dans l'intervalle de leurs accès ;

2º Asthmatiques *emphysémateux*, continuellement oppressés, avec exacerbations momentanées ;

3º Asthmatiques *dartreux ;*

4º Asthmatiques *nerveux.*

Le traitement est contre-indiqué chez les malades dont le myocarde commence à faiblir.

Ad. Nicolas a démontré en effet que :

1º Les troubles cardiaques entravent la cure ;

2° L'eau de la Bourboule diminue la tendance au catarrhe, mais n'atteint pas l'emphysème, au moins au point de vue des lésions ;

3° La Bourboule convient aux emphysémateux et aux asthmatiques arrivés à la période de cachexie;

4° Le spasme n'est modifié qu'avec la constitution ;

5° L'arsenic agit en modérant ou en prévenant les accès.

Le docteur Château avait, de son côté, rapporté de nombreuses observations de guérison d'asthme à la Bourboule.

L'*emphysème*, qui accompagne et complique souvent l'asthme, est aussi modifié par le traitement; les vésicules ne sont pas rétrécies et le tissu pulmonaire ne regagne pas son élasticité perdue; mais la dypsnée et la bronchite concomitante sont amendées. La sonorité exagérée diminue; les râles se font plus rares et peuvent même tout à fait disparaître.

L'*adénopathie trachéo-bronchique* s'améliore remarquablement à la Bourboule.

BIBLIOGRAPHIE

A. Vérité. — Œdème chronique des paupières consécutif à un eczéma de la lèvre supérieure et des fosses nasales. *Académie de médecine*, le 15 avril 1884.

Beverley Robinson. — *Medical Record*, 6 décembre 1890, page 624.

Laennec. — Traité de l'auscultation médiate, tome I, page 171.

Graves. — Leçons de clinique médicale, *traduction* Jaccoud, tome II, page 46, 1862.

Bazin. — Leçons théoriques et cliniques sur la scrofule, 2e édition, p. 461, 1861.

Constantin Paul. — Du traitement de la bronchite chronique chez les arthritiques. *Annales de la Société d'hydrologie Médicale*, tome XXIV, 1879.

Dujardin-Beaumetz. — Leçons de clinique thérapeutique, t. II, page 461, 2e édition.

Schlemmer. — Étude sur les bronchites dans leurs rapports avec les maladies constitutionnelles. *Thèse de Paris*, 1882.

Pidoux. — La susceptibilité catarrhale et les Eaux-Bonnes, page 5, 1862.

Delioux de Savignac. — Article « Arsenic » du Dictionnaire Encyclopédique des sciences médicales.

Trousseau. — Cliniques médicales de l'Hôtel-Dieu.

Bouillaud. — Traité des maladies du cœur, 1841.
— Traité de nosographie médicale, 1846.

Bazin. — Leçons théoriques et cliniques sur les affections cutanées de nature arthritique et dartreuse. Paris, 1868.

Germain Sée. — Article « Asthme » in *Nouveau Dictionnaire de médecine et de chirurgie pratiques.*

Bouchard. — Maladies par ralentissement de la nutrition. Paris, 1885.

Pidoux. — Union médicale, 1855. — Actes de la Société d'hydrologie, 1862-63-64. — Annales de la Société d'hydrologie, tome XII.

G. de Mussy. — De l'influence réciproque de l'asthme et de la tuberculose pulmonaire. *Gazette des Hôpitaux*, 1861 ; *Archives de médecine*, 1864.

Charcot, Bouchard, Brissaud. — Traité de médecine, tome IV, page 261.

Astrié. — De la médication thermale sulfureuse, in *Thèses de Paris*, 1852.

Waldburg.—Die Inhalationen der zerstaubten Flussigkeiten sowie der Dampfe und Gase in ihrer Wirkung auf die Krankheiten der Athmungs Organe. *Berlin*, 1864.

G. de Mussy. — Traité de clinique médicale, 1877.

Ad. Nicolas. — Les Eaux de la Bourboule : mode d'application, indications et contre-indications.

Communication à la Société médicale de l'Élysée, in *Journal de thérapeutique*, 1883.

CHATEAU. — De quelques affections des voies respiratoires à forme herpétique traitées par les eaux de la Bourboule, in *Annales de la Société d'Hydrologie de Paris*, tome XVII, page 368.

CHAPITRE XVIII

Maladies du Tube digestif.

I. Maladies du Pharynx.

II. Maladies de l'Estomac et des Intestins.

I. La Pharyngite chronique et l'Angine glanduleuse chronique sont des maladies diathésiques. — Mode d'administration des eaux.

II. Action de l'arsenic sur l'estomac. — L'arsenic dans les dyspepsies nerveuses, dans l'anorexie. — Effets du traitement. — Contre-indications. — Mode d'administration des eaux. — Dyspepsies diathésiques. — Dyspepsies intestinales.

Dans la *pharyngite chronique* (ph. chronique sèche), de même que dans l'*angine glanduleuse chronique* (angine granuleuse de Chomel) et l'*angine rhumatismale*, il faut surtout rechercher la diathèse, dont ces affections ne sont que la manifestation locale.

L'eau, en *boisson*, s'adresse à la diathèse. Localement on agit par des *pulvérisations, gargarismes, douches locales, etc.*

Le traitement Bourboulien n'a aucune

action sur les *amygdales déjà hypertrophiées*. Il est utile lorsque les amygdales sont encore peu volumineuses et sujettes à des poussées congestives ou inflammatoires (scrofuleux). Il est toujours un adjuvant précieux du traitement chirurgical.

En ce qui concerne l'*estomac*, l'arsenic est un topique irritant. Son emploi n'est cependant pas contre-indiqué dans certaines formes de dyspepsie nerveuse.

Dans les cas qui s'accompagnent d'*anorexie* persistante, Dujardin-Beaumetz recommande par dessus tout la médication arsénicale.

« L'arsenic exerce une action stimulante réelle sur les fonctions digestives... et il n'y a pas de meilleur stimulant que les préparations arsénicales. » (Débilités, convalescents, hypochondriaques.)

Beau ayant démontré que la dyspepsie entraînait l'hypoglobulie, on pourra appliquer cette médication aux chlorotiques.

On sait, depuis les travaux de Camus, que la dyspepsie est souvent liée à l'herpétisme, et que certaines affections gastriques correspondent aux manifestations cutanées de cette diathèse.

De son côté, le docteur Jules Simon reconnaît parmi les variétés de dyspepsie qui se rencontrent chez les enfants, la dyspepsie herpétique, cardialgique ou diarrhéique, sévissant sur les sujets à peau sèche et rugueuse, couverte de papules et de plaques d'eczéma.

Suivant Pidoux, l'herpétisme serait la cause de 15 dyspepsies sur 20.

Je n'entreprendrai pas d'élucider la question des dyspepsies.

Quelle que soit la classification admise, dyspepsie alcoolique, nerveuse, nervo-motrice, on est obligé de reconnaître que les malades atteints de certaines formes cliniques ne sont souvent que des arthritiques nerveux sujets aux poussées eczémateuses, aux hémorrhoïdes, aux épistaxis, à l'asthme, à l'obésité, etc., en un mot à toutes les affections diathésiques anciennes sur la nature desquelles je me suis déjà expliqué et qu'on peut toutes ramener aux maladies constitutionnelles admises par les vieux auteurs.

L'acide arsénieux excite l'appétit, favorise la digestion, combat la constipation qui, à elle seule, peut entretenir la dyspepsie.

L'arsenic réussit dans les cas de dyspepsie

atonique; mais son emploi doit être sur-veillé. On doit le cesser dès les premiers signes d'intolérance. Le traitement est contre indiqué dans tous les cas d'irritation stomacale.

Au traitement interne qui est évidemment ici le plus important, on peut joindre le traitement externe qui agit en excitant les sudations.

Les dyspepsies dues à la *malaria*, les *diarrhées chroniques des paludéens* sont avantageusement traitées à la Bourboule, mais l'arsenic agit plutôt sur l'élément diathésique que sur les mouvements péristaltiques de l'intestin.

La *gastralgie*, dépendant de l'herpétisme, est traitée avec efficacité à la Bourboule.

Germain Sée ne veut pas admettre les gastralgies et les dyspepsies *herpétiques*. Bazin et Hardy les acceptent au contraire parfaitement et je crois qu'ils ont raison.

On emploie en général l'eau thermale en *bains tièdes prolongés* et en *douches ascendantes*. Ces douches arrivent jusque dans le côlon. Leurs effets sont très nettement sédatifs.

Dans le traitement des *dyspepsies en général*, et des *gravelles hépatique et rénale*, je me suis bien trouvé de l'emploi de la source Clémence. Bien qu'employée en boisson seulement, elle m'a donné un très beau cas de guérison de *lithiase biliaire*. Après avoir suscité une crise salutaire de colique hépatique, elle a débarrassé le tube digestif, et maintenu depuis quatre ans l'intégrité des fonctions digestive et biliaire. Diurétique, elle entraîne beaucoup de poussière urique et convient à ce sujet aux graveleux.

Dans tous les cas de digestion difficile, dyspepsie acide, pyrosis, etc., elle m'a donné, grâce à sa basse température et à son acide carbonique, d'excellents résultats comme eau de table. Son goût fort agréable permet de la faire tolérer des estomacs les plus délicats.

BIBLIOGRAPHIE

GUÉNEAU DE MUSSY. — Traité de l'angine glanduleuse et Observations sur l'action des Eaux-Bonnes dans cette affection, précédées de considérations sur les diathèses, 1857.

CHOMEL. — Angine granuleuse in *Gazette Médicale*, 1846.

Hamilton. — Sur l'angine scrofuleuse. *Dublin Journal of Medical sciences* 1844 et *Archives de médecine*, 4ᵉ série, tome VII, 1845.

Camus. — Rapport des maladies de la peau avec les affections internes, in *Thèses de Paris*, p. 34.

Pidoux. — Société d'hydrologie, tome XII, page 342.

Germain (de Château-Thierry). — Du traitement de la dyspepsie par l'acide arsénieux. *Gazette hebdomadaire*, 1860.

G. Sée. — Des dyspepsies gastro-intestinales, 1885.

Bazin. — Leçons théoriques et cliniques sur les affections cutanées de nature arthritique et dartreuse. Paris, 1868.

Hardy. — Leçons sur les affections cutanées dartreuses, etc.. Paris, 1862, page 36.
Article « Dartres », du nouveau Dictionnaire de médecine et de chirurgie pratiques.

Dujardin Beaumetz. — Traité des maladies de l'estomac, 1887.

CHAPITRE XIX

Maladies du système nerveux.

L'arsenic dans le traitement des névralgies. — Névralgies
chlorotiques, arthritiques et herpétiques. — Mode de
traitement. — Variétés traitées à la Bourboule. —
Neurathéniques et surmenés. — Chorée. — Supériorité
du traitement arsénical. — Mode d'administration des
eaux. — Ataxic. — Paralysies. — Paraplégie hystérique.
— Myélites. — Névroses arthritiques. — Contre-indications.

Delioux de Savignac préconise la médication arsénicale dans les cas de :

Névralgies périodiques, gastralgie, hysté-
ralgie, chorée (formes rebelles, opiniâtres et
anormales), asthme et coqueluche (dont il
fait des névroses), troubles nerveux des chlorotiques, mobilité nerveuse, état nerveux,
vertiges nerveux, amyosthénie.

Il est un fait certain, c'est que, sauf évidemment dans les cas de névralgies dues
à la compression ou l'irritation des filets
nerveux par une tumeur, on peut dire

que toutes les névralgies et surtout, bien entendu, celles qui sont liées au paludisme ou à la chloro-anémie, sont efficacement amendées par la cure Bourboulienne.

En étudiant la chlorose, point de départ de la plupart des névralgies dyscrasiques, nous avons vu que l'arsenic était indiqué contre les *névralgies des chlorotiques*. Le fait est digne de remarque si, comme le veut Cahen, toute chlorotique a des névralgies.

Je rappellerai également que Dujardin-Beaumetz regarde dans ces cas l'arsenic comme supérieur au fer parce qu'il agit ici comme reconstituant en même temps qu'il agit directement sur l'élément nerveux.

Or les herpétiques et les arthritiques sont des *nerveux*. De plus, si l'arthritisme et l'herpétisme, frappant à une certaine époque de leur évolution les téguments et les tissus peu vasculaires, se montrent à ce moment sous forme de lésions matérielles ; au début, ces diathèses ne se manifestent souvent que par des désordres dynamiques du système nerveux (migraines, névralgies, spasmes, hypochondrie...). C'est surtout à ce moment que le nerveux se trouvera bien du traitement Bourboulien qui s'adresse autant aux

manifestations de la diathèse qu'à son principe même.

Suivant les cas, on utilise les *bains de
vapeur* suivis d'applications fraîches, les
douches écossaises, les douches *froides* toniques, les *applications froides*, etc.

Les névralgies, le plus fréquemment traitées à la Bourboule, sont : la névralgie *sciatique,* la névralgie *crurale*, et le *lumbago*
(trois quarts de succès).

On sait que Barella aurait obtenu des guérisons de sciatique, rien que par l'arsenic.

Lagrelette a reconnu les bons effets du
massage dans le traitement de cette affection.
On pourra donc l'adjoindre à l'hydrothérapie
thermale.

En général, les névralgies ainsi localisées
à un appareil sont l'apanage des arthritiques
et des dartreux.

En raison de son action reconstituante, la
Bourboule est indiquée chez les *surmenés.*
Le traitement est délicat ; certains névropathes en sont éprouvés, au point d'avoir de la
fièvre. Ces malades sont, en général, des
arthritiques.

Le traitement consiste en :

Bains tièdes prolongés, douches tempérées

à jet brisé de trente secondes au maximum.

La *chorée* est assez bien amendée à la Bourboule, mais les résultats varient suivant les sujets. Le traitement réussit surtout chez les enfants chétifs, mal nourris, de constitution ou d'origine scrofuleuse. Il peut, au contraire, rester sans effet ou donner même de mauvais résultats dans les cas de chorée consécutive à la scarlatine ou de chorée héréditaire.

C'est à la suite des travaux d'Aran, repris et complétés par Long, qu'on a été amené à soigner les choréiques à la Bourboule.

W. Dale associe les toniques à l'arsenic chez les choréiques débilités. Bourrel, de Saint-Étienne, a cité six observations où l'arsenic à doses croissantes aurait donné une amélioration très sensible et une guérison relativement rapide, dans des cas rebelles à tout autre traitement. Siredey, qui employait la liqueur de Boudin, et Cadet de Gassicourt le préconisent comme tonique.

Perraud et Garin, de Lyon, employaient l'arsenic en injections sous-cutanées. Bouchut et Archambault se contentaient de prescrire l'arséniate de soude.

Le docteur Poncel a démontré dans sa thèse que :

1º De tous les traitements employés contre la chorée, les préparations arsénicales sont celles qui amènent la guérison le plus sûrement et le plus rapidement ;

2º Les chorées graves, rebelles à tous les autres traitements, cèdent le plus souvent avec la plus grande facilité à la médication arsénicale ;

2º Même chez les enfants, on peut atteindre la dose de saturation, la seule thérapeutique ;

4º La médication arsénicale ainsi comprise est sans danger dans le traitement de la chorée.

Le traitement hydro-thermal consiste en *bains* tempérés, *douches* (s'il n'y a pas de complications cardiaques), *massage*. Il est surtout destiné à lutter contre les troubles généraux de la nutrition qu'on rencontre fréquemment dans cette maladie.

La Bourboule reçoit peu d'*ataxiques*. Au point de vue tonique, la médication arsénicale est utile. Pour relever les forces de l'économie, les douches chaudes révulsives donnent de bons résultats chez les ataxiques débilités.

On retire aussi de bons effets du traitement, dans les cas de *paralysies* se rattachant à un vice arthritique ou syphilitique. Les variétés asthéniques sont celles qui sont le mieux amendées. Dans les cas de dégénérescence graisseuse des muscles, les résultats sont nuls.

J'ai vu un cas de *paraplégie* datant de cinq ans, d'origine *hystérique*, très avantageusement modifié au bout de deux saisons.

Les douches rachidiennes donnent de bons résultats dans les cas de *myélite chronique*.

Malheureusement dans toutes ces affections le traitement est très long.

La Bourboule est encore indiquée dans les cas de *névroses* se rattachant à l'arthritisme.

On sait que pour Huchard, toute névrose est arthritique et toute neurasthénie, d'origine rhumatismale.

L'arsenic est indiqué dans ces cas; il agit en relevant les forces. Il faut éviter, par exemple, d'exagérer l'irritabilité nerveuse de ces malades, souvent hyperexcitables; les mombreux moyens de balnéothérapie employés à la station, permettent d'obvier à cet inconvénient.

Isnard avait dit : « Contre les troubles de

la sensibilité et du mouvement, l'atonie et l'anémie, il n'est pas besoin de stupéfiants, de sédatifs et d'antispasmodiques, ni de fer, ni de quinquina, l'arsenic seul peut suffire à tout. »

Je n'en veux cependant pas faire un médicament pathogénique; notre traitement n'est que symptomatique. Il modifie l'état nerveux en remédiant à la scrofule, à l'arthritisme, au diabète, etc. A ce point de vue, on pourrait peut-être le considérer comme prophylactique des maladies de surmenage : mais il est absolument contre-indiqué dans les cas d'imminence hémorrhagique ou congestive. (Brochin.)

L'eau prise en *boisson*, tout comme le traitement *balnéaire*, contribue à diminuer le rapport de l'acide phosphorique à l'azote total.

Cette double médication exerce donc une action d'épargne sur le système nerveux. Elle convient aux *neurasthéniques*, cérébralement surmenés, chez lesquels il y a élimination exagérée d'acide phosphorique.

Elle convient aussi dans le traitement des *troubles nerveux* qui surviennent chez les convalescents de maladies aiguës fébriles, et résultent de la dénutrition exagérée de leur système nerveux.

BIBLIOGRAPHIE.

DELIOUX DE SAVIGNAC. — Article « Arsenic » du Dictionnaire Encyclopédique des sciences médicales.

CAHEN, de Bruxelles. — Névralgies guéries par les préparations arsénicales. *Journal médical de Bruxelles*, 1864.

BARELLA, in *Journal de médecine de Bruxelles*, juillet 1863.

LAGRELETTE. — De la sciatique. *Thèse de Paris*, 1869.

ARAN. — Du traitement de la chorée par l'acide arsénieux, in *Bull. de thérap.*, 1859, tome II.

LONG. — Considérations sur la chorée in *Thèses de Paris*, 1860.

W. DALE. — Lancet, 7 novembre 1891.

GARIN. — Du traitement de la chorée spécialement par l'arsenic et les injections hypodermiques de liqueur de Fowler. *Thèse de Lyon*, 1879.

CADET DE GASSICOURT. — Traité des maladies des enfants, tome II, page 264.

Pomel. — De la médication arsénicale dans le traitement de la chorée. *Thèse de Paris*, 1879.

Axenfeld et Huchard. — Traité des névroses. Paris, 1883.

Isnard. — Étude sur l'emploi thérapeutique de l'arsenic, in *Union médicale*, 1860.

Brochin. — Article « Maladies nerveuses » du Dictionnaire Encyclopédique des sciences médicales.

Nicolas. — Fatigue nerveuse : *Echo médical*, 1887.

CHAPITRE XX

Affections catarrhales chroniques de l'œil et de l'oreille.

Conjonctivite catarrhale. — Kératite ulcéreuse. — Blépharite glandulo-ciliaire. — Otites chroniques.

Les scrofuleux sont sujets à des catarrhes oculaires et auriculaires.

La *conjonctivite catarrhale,* scrofuleuse de certains auteurs, est bien connue. Sous l'influence d'un refroidissement, la muqueuse palpébrale s'enflamme et cette inflammation, passagère chez un sujet non atteint de tare constitutionnelle, s'installera à poste fixe, pendant des semaines, des mois ou des années, chez un scrofuleux. Primitivement bornée à l'un des deux yeux, elle peut s'étendre sympathiquement à l'œil d'abord respecté et envahir par contiguité la paupière. La cornée peut être atteinte à son tour ; les principaux symptômes sont :

Photophobie, larmoiement, opacité, ulcération de la cornée.

On a. vu des cas négligés occasionner la perte purulente de l'œil. Dans ces cas, le traitement est très difficilement supporté.

L'action de l'eau s'adresse surtout à la diathèse, mais au point de vue local, son rôle n'est pas moins important. Les pulvérisations donnent de bons résultats. La plus grande prudence dans l'emploi de l'eau et une surveillance continue de ses effets sont nécessaires, les douches oculaires étant parfois très pénibles.

L'amélioration est rarement immédiate; mais les résultats ultérieurs sont généralement très satisfaisants au bout de quelques mois.

Le traitement consiste en *boisson*, *bains* généraux et locaux, *douches* liquides.

Il en est de même pour la *kératite ulcéreuse*, due en général à la scrofule.

On sait enfin que certains *ulcères* de la cornée, non scrofuleux, se rattachent à l'herpétisme, et sont alors accompagnés ou suivis généralement de douleurs névralgiques très intenses. Dans tous ces cas, la médication arsénicale donnera de très bons résultats, mais le traitement n'agit malheureusement que très lentement.

Il faut y adjoindre une médication topique appropriée.

Bien moins grave, mais beaucoup plus commune est la *blépharite glandulo-ciliaire* des enfants lymphatiques et scrofuleux, dans laquelle le traitement Bourboulien réussit à merveille.

Les eaux agissent en modifiant l'état général du sujet d'une part, et de l'autre en le débarrassant d'un écoulement pénible dans le présent et dangereux pour l'avenir.

Le *catarrhe auriculaire* est moins fréquent que le catarrhe oculaire. Il est souvent accompagné d'*impétigo* ou d'*eczéma* du pavillon, qui sont très bien amendés par le traitement.

Peironnel cite plusieurs cas de guérison, malgré une complication de carie du rocher, après deux campagnes successives.

Dans le traitement de ces deux maladies : ophthalmie scrofuleuse et otorrhée, on note assez souvent, au moins au début du traitement, une suractivité passagère de la sécrétion.

L'action topique de l'arsenic peut même réveiller des douleurs. En général, elles durent peu et ne sont pas nuisibles à la cure, à condition d'en surveiller la marche et d'interrompre le traitement s'il y a lieu, au moins momentanément. On est parfois obligé de ne pratiquer la pulvérisation sur la conjonctive ou la paupière qu'avec les plus grands ménagements.

Parmi les *otites purulentes chroniques,* les unes tiennent soit à une affection aiguë préexistante (rougeole, scarlatine, fièvre typhoïde), les autres sont dues à la présence de végétations adénoïdes (enfants), les autres enfin à l'existence de sinusites (adultes).

C'est surtout chez les enfants débilités (anémiques, scrofuleux, rachitiques...), que ces otites ont une tendance à devenir chroniques. Si les eaux n'agissaient que comme élément détersif, on n'obtiendrait pas de résultats durables, mais elles agissent en tonifiant la muqueuse et surtout, donnée à l'intérieur, en reconstituant l'organisme.

Ces troubles étant souvent dus à l'existence de végétations adénoïdes, entretenues par des productions polypoïdes du conduit ou de la caisse, ressortissent en premier lieu du traitement chirurgical. Il est donc de toute nécessité d'établir un diagnostic étiologique ferme et de ne pas instituer un traitement aveugle, aussi inutile que malencontreux.

BIBLIOGRAPHIE

BAZIN. — Leçons théoriques et cliniques sur la scrofule. 2e édition, 1861.

PEIRONNEL. — La Bourboule, sa station thermale, ses eaux minérales et son établissement. Clermont-Ferrand, 1865.

CHAPITRE XXI

Affections catarrhales chroniques de la vessie, de l'urèthre, de l'utérus et de ses annexes.

I. — Catarrhe vésical. — Action de l'eau sur la muqueuse vésicale et uréthrale.

II. — Catarrhes vaginaux et utérins. — Opinion de Martineau à ce sujet. — Leucorrhée, Aménorrhée, Dysménorrhée. — Métrites dartreuses. — Métrite et pelvipéritonite tuberculeuses. — Ovarites. — Précautions à prendre pendant la période menstruelle. — Hydorrhée.

Le catarrhe *urinaire* n'est justiciable du traitement Bourboulien qu'à la période de chronicité.

Bien que le Dr Danjoy ait démontré qu'en général l'eau prise en boisson diminue la sécrétion urinaire, j'ai noté quelquefois le contraire. Souvent, du reste, l'eau augmente la fréquence des envies d'uriner. Elle irrite les muqueuses vésicale et uréthrale. Rousseau Saint-Philippe. de Bordeaux, l'avait déjà remarqué. M. Bernard, mentionne le retour possible de cystites à l'état aigu et même d'écoulements blennorrhagiques anciens. Il cite même, sous l'autorité du Dr Noir, médecin consultant à la station, le cas d'un écoulement uréthral accompagné de balano-posthite, probablement dû à l'unique usage de l'eau minérale, chez un enfant de cinq ans.

A l'état aigu, il n'y a pas de doute : l'action locale détermine une irritation vésicale des plus intenses, mais il n'en est plus de même à l'état chronique. Le traitement interne diminue l'acidité urinaire des arthritiques. Grâce à sa haute température et à sa composition chimique, l'eau débarrasse même souvent l'organisme du sable urique et des graviers qui entretiennent le catarrhe. L'eau agit comme désobstruant. (Escot.) Mais le traitement externe associé à l'usage de l'eau de la source Clémence est le plus actif.

Il en est de même pour les *blennorrhées* rebelles souvent compliquées d'engorgement de la prostate, qu'on rencontre si fréquemment chez les scrofuleux. Les catarrhes *utérins* des lymphatiques, les catarrhes *vaginaux* des herpétiques, les *engorgements* volumineux du col avec tendance à l'ulcération, les *érosions granuleuses* du col des scrofuleuses qui s'accompagnent de douleurs névralgiques chez les rhumatisantes, sont traitées avec succès à la Bourboule.

Martineau dit à ce sujet, parlant de nos Eaux :

« Elles conviennent surtout par suite de leur composition, dans laquelle il entre une certaine quantité de chlorure de sodium, aux affections herpétiques entées sur un tempérament lymphatique ou légèrement strumeux, aux affections accompagnées d'un état chloro-anémique... Elles ont sur les eaux sulfureuses l'avantage d'être plutôt sédatives, tandis que ces dernières peuvent amener une réaction violente, une excitabilité redoutable.»

Chez les femmes à constitution molle, torpide, l'atonie de l'utérus entraîne fréquemment de la leucorrhée ou de l'aménorrhée, ou de la dysménorrhée. L'eau de la Bourboule agit, en ce cas, favorablement sur la constitution générale et, en particulier, sur le sang. Elle convient principalement aux femmes scrofuleuses qui deviennent, par les progrès de l'âge, des arthritiques.

Certaines *métrites* sont purement dartreuses et relèvent alors directement de la médication arsénicale. Ces métrites sont caractérisées par une éruption miliaire du col, coïncidant avec un écoulement leucorrhéique, glutineux, opalin, mélangé de stries blanchâtres, purulentes, ou même tout à fait purulent. Cette éruption serait, suivant Martineau, de nature eczémateuse, tout comme l'eczéma qu'on rencontre au vagin, à la vulve, aux grandes lèvres, au pli génito-crural et qui, lui, relève de l'eczéma cutané ordinaire.

Il en est de même pour l'herpès utérin et vaginal analogue à l'herpès du pharynx et du voile du palais.

Toutes ces affections sont des plus tenaces.

M. Martineau conseille aussi nos eaux dans les cas de : « *Métrite tuberculeuse* et de *Pelvi-Péritonite tuberculeuse*, pourvu que les accidents inflammatoires aigus aient disparu depuis un certain temps. »

Suivant Escot, la balnéation et les douches lombaires ou lombo-abdominales ou abdomino-crurales rendent de grands services dans les cas d'*engorgements utérins*, dans les *ovarites*, pour ramener les menstrues ou provoquer leur apparition.

Dans les cas d'ovarite, le traitement devra

être surveillé avec le plus grand soin. Les règles sont le plus souvent hâtées : elles sont régularisées chez les chloro-anémiques.

Pradier et Escot n'attribuent pas d'action dangereuse aux bains pendant la période menstruelle. Par crainte des métrorrhagies, au moins dans les cas où elles sont à redouter, je fais suspendre le traitement pendant la période active de la fluxion menstruelle. Chez les anémiques, je permets cependant la continuation des douches, tout en supprimant les bains. On sait, du reste, que si certaines chloro-anémiques sont aménorrhéiques, d'autres au contraire sont atteintes de ménorrhagies et de métrorrhagies. La conduite à tenir est donc pure affaire de tact médical.

Contre les *métrorrhagies*, on ne pourrait invoquer que l'hyperthermalité de l'eau.

Nicolas a cité un cas de guérison d'*hydror-rhée*.

Suivant Escot, les douches vaginales sont utiles dans les cas d'atonie de la muqueuse, de granulations torpides, quand les fonctions ovariennes languissent.

Chez les femmes affaiblies, débilitées, je fais suivre ou précéder, suivant l'indication, le traitement local de douches chaudes révulsives, appliquées loin du siège du mal. Cette pratique donne toujours de bons résultats.

Les appareils utilisés dans la cure de ces affections donnant un choc parfois plus intense qu'il ne faudrait (la percussion des douches locales devant être généralement évitée dans ces affections), je fais donner avec des appareils injecteurs ordinaires la douche locale dans le bain, à la température du bain et par la malade elle-même.

Le lecteur a pu s'étonner de me voir recourir à la division un peu ancienne de Martineau. Si j'ai admis l'importance de la métrite constitutionnelle, c'est que j'ai simplement voulu bien établir l'importance de l'état général et du terrain, non pas tant au point de vue de la production que de la permanence des inflammations locales en général. Mais je reste convaincu que l'influence des diathèses a été fort exagérée et ne saurais admettre des métrites scrofuleuses et herpétiques, chacune d'elles ne possédant pas des caractères assez tranchés pour mériter une description et un traitement particuliers.

BIBLIOGRAPHIE.

Escot. — Notes médicales sur les eaux de la Bourboule, 1876.

— Recherches thérapeutiques sur la Bourboule 1877.

Martineau. — Traité des affections de l'utérus et de ses annexes. Paris, 1879.

Nicolas. — La Bourboule actuelle, 1888.

Pozzi. — Traité de gynécologie, 1892.

CHAPITRE XXII

Maladies des enfants.

Ayant dans le cours de cet ouvrage décrit, à leur tour, les indications thermales afférentes aux diverses affections qui peuvent frapper l'enfance, je me serais exposé à d'inévitables redites, parfaitement inutiles, en les reprenant dans une étude d'ensemble. L'application de nos méthodes thérapeutiques à la médecine infantile ne réclame rien d'autre de la part du médecin qu'une plus grande légèreté de touche. Je me bornerai donc à citer sans commentaires les affections dans lesquelles le traitement arsénical est indiqué :

Lymphatisme.

Anémie.

Impaludisme.

Paralysies infantiles.

Albuminurie chronique.

Contre-indications :

Mauvais état des fonctions digestives.

Affections chroniques du cœur, des gros vaisseaux, des poumons et du cerveau.

CHAPITRE XXIII

Résumé des indications.
Contre-indications.

En résumé, le traitement de la Bourboule s'applique :

Aux constitutions molles et lymphatiques, à la scrofule, au rachitisme, à l'herpétisme.

L'eau de la Bourboule, agissant en tant que régulateur de la nutrition, son emploi est indiqué dans les cas de maladies débilitantes et cachectisantes (polysarcie, phthisie, paludisme chronique, diabète, etc.).

Comme indications générales, nous citerons les cas de :

Rhumatisme chronique (articulaire, musculaire, nerveux), surtout quand le lymphatisme l'accompagne.

Tumeurs blanches.

Ankyloses incomplètes.

Périostoses, exostoses, carie, nécroses.

Engorgements chroniques des ganglions lymphatiques (tuberculoses locales).

Ophthalmie chronique.

Otites chroniques.

Maladies cutanées chroniques relevant de la scrofule, de l'arthritisme ou de l'herpétisme.

Raideurs musculaires.

Paralysies.

Plaies et ulcères chroniques.

Chlorose, leucorrhée, anémie.

Obésité.

Diabète et surtout diabète azoturique.

Asthme, bronchites liées à l'arthritisme et à l'herpétisme, tuberculose pulmonaire, sauf dans les cas de congestion.

Inflammations granuleuses du pharynx et du larynx.

Maladies nerveuses, maladies des femmes, syphilis.

Fièvres intermittentes rebelles, etc.

Les contre-indications sont :

1º Tous les états aigus, pyrétiques ou non;

2º La prédisposition à l'hémorrhagie, à la congestion, à l'apoplexie;

3º L'hypertrophie du cœur, les rétrécissements orificiels de cet organe, les altérations graves de la texture du cœur, les affections organiques du cœur et des gros vaisseaux, parvenus à une période avancée;

4º La tendance aux hémoptysies ;

5º Les maladies chroniques du foie, dans lequel l'arsenic s'emmagasine et auquel il fait rapidement subir la dégénérescence graisseuse.

CHAPITRE XXIV

Conclusion.

J'ai peur, arrivé au terme de cette étude, qu'on m'accuse de vouloir faire de notre eau une panacée.

Loin de moi pareille pensée.

Si ses indications sont nombreuses, c'est que les trois diathèses principales auxquelles elle s'attaque sont de véritables protées morbides et que longue est la liste des maladies qu'on leur impute.

La même indication peut dès lors s'adresser à des affections variées, car c'est la cause du mal qu'elle vise, en même temps que sa manifestation présente.

TABLE DES MATIÈRES

Bordeaux. — Imp. J. Durand, rue Condillac, 20.

COMPAGNIE DES EAUX MINÉRALES

DE

LA BOURBOULE

SOURCE CHOUSSY-PERRIÈRE

Les trois établissements, exploités par la même Compagnie, sont desservis par la source **Choussy-Perrière**, qui a fait la réputation de la Bourboule. — Absolument fixe, et conservant toutes ses propriétés en bouteille, l'eau **Choussy-Perrière** est couramment employée dans les hôpitaux de Paris depuis plus de trente années. — C'est à l'Hôtel-Dieu que furent recueillies les observations publiées en 1866 par M. Noël Gueneau de Mussy.

Outre ses applications pour l'usage interne, elle est employée avec succès en lotions, compresses ou simples frictions dans les affections légères de la peau et du cuir chevelu.

DEUX CASINOS - DEUX THÉATRES - PARC MAGNIFIQUE

La Bourboule, si pittoresquement placée dans un des plus jolis sites de la vallée de la Dordogne, est le centre d'excursions très variées, que l'on peut faire à pied, à cheval ou en voiture. Réussissant admirablement aux enfants anémiques, c'est la ville d'eaux préférée des familles.

L'eau CHOUSSY-PERRIÈRE se trouve chez tous les pharmaciens.

Adresser les demandes au régisseur de la Compagnie
à LA BOURBOULE (Puy-de-Dôme),
ou au siège social, 30, rue Saint-Georges, à Paris.

ENVOI DE NOTICES FRANCO

CAISSES GRATUITES AUX MÉDECINS

LA BOURBOULE

SOURCE CLÉMENCE

(PROPRIÉTÉ PRIVÉE)

Température : 13° — Acide carbonique : 2 g 325 par litre.

La seule froide et gazeuse des eaux arsénicales de La Bourboule. — Sans altération dans le transport. — La meilleure pour la consommation à domicile.

NE PAS LA CONFONDRE AVEC LES EAUX CHAUDES DE LA MÊME LOCALITÉ

Les eaux froides sont celles transportables au loin et seules conservant toute leur efficacité.

Recommandée contre : *Débilité — Lymphatisme — Maladies des enfants — Arthritisme — Coliques hépatiques — Gravelle urique — Maladies de la peau — Herpétisme — Maladies du larynx — Dyspepsies — Gastrite — Gastralgies — Fièvres paludéennes et intermittentes, etc.*

La demander chez tous les Pharmaciens et Marchands d'eaux minérales.

Pour éviter toute confusion : adresser *bien exactement* les commandes au **GÉRANT** de la « **SOURCE CLÉMENCE** » à **La BOURBOULE** (Puy-de-Dôme).

La meilleur marché des Eaux de La Bourboule
La plus avantageuse pour la vente en pharmacie.

LA BOURBOULE (Auvergne)

GRAND HOTEL DE PARIS

1er Ordre

à proximité des Établissement de Bains et des Casinos

VILLAS & APPARTEMENTS POUR FAMILLES, SALONS, TABLE D'HOTE, RESTAURANT

Chambre noire pour Photographie - Garage de Bicyclettes

ENGLISH SANITARY MANAGEMENTS

ASCENSEUR - ÉCLAIRAGE ÉLECTRIQUE

Conditions avantageuses en Juin et Septembre

SPLENDID HOTEL

ET

GRAND HOTEL D'ANGLETERRE RÉUNIS

LEMERLE, propriétaire

Conditions réduites en Juin et Septembre.

LA BOURBOULE-LES-BAINS

COSMOPOLITAIN HOTEL

(Ancien PERRIÈRE)

LAGIER, propriétaire

GRAND HOTEL RICHELIEU

PASSAVY-PANET, propriétaire

VIS-A-VIS LE GRAND ÉTABLISSEMENT

Maison de 1er Ordre - Ascenseur

GRAND HOTEL DE L'UNIVERS

MAISON DE 1er ORDRE

Annexe : VILLA DE LA VALLÉE

Au centre des Établissements — Appartements pour Familles.

Mme **CASENAVE**, propriétaire.

HOTEL BELLEVUE

La Bourboule-les-Bains (Puy-de-Dôme)

APPARTEMENTS POUR FAMILLES

TABLE D'HOTE

Service à la carte — Service particulier.

PRIX MODÉRÉS

A LA MÊME LIBRAIRIE :

**Les Eaux minérales dans les affections chirurgi-
cales,** emploi et indications, lésions traumatiques,
scrofule et tuberculose locale, syphilis, maladies cutanées, par le Docteur Eugène ROCHARD, médecin de
1ʳᵉ classe de la Marine, avec une préface de M. Jules
ROCHARD, membre de l'Académie de Médecine, 1 vol. in-18
cartonné à l'anglaise, tranches rouges .... 5 fr.

Uriage et ses eaux minérales, par le Docteur A. DOYON,
médecin-inspecteur, 2ᵐᵉ édition, augmentée de la florule
d'Uriage et d'une carte géologique des montagnes
d'Uriage, 1 vol. in-12 .... 6 fr.

**L'Hiver dans les Alpes-Maritimes et dans la
principauté de Monaco,** Climatologie et Hygiène, par
le Docteur ONIMUS, médecin-consultant à Monaco;
2ᵐᵉ édition, 1 vol. in-18 avec figures............. 4 fr.

Maladies des pays chauds, par le Docteur H. DE BRUN,
professeur de clinique interne à la Faculté de Beyrouth :
I. *Maladies climatériques et infectieuses,* 1 vol. petit in-8°
de l'Encyclopédie des Aide-Mémoire .... 2 fr. 50
II. *Maladies de l'appareil digestif, des lymphatiques et de
la peau,* 1 vol. petit in-8° de l'Encyclopédie des Aide-
Mémoire... 2 fr. 50

**L'Hydrothérapie dans les maladies chroniques et
les maladies nerveuses,** par les Docteurs BENI-BARDE
et MATERNE, médecins de l'Etablissement hydrothérapique de la rue Miromesnil, 1 vol. in-8°.......... 8 fr.

**Traité théorique et pratique d'Hydrothérapie médi-
cale,** par le Docteur F. BOTTEY, médecin de l'Etablissement hydrothérapique de Divonne, 1 vol. gr. in-8°. 10 fr.

Traité rationnel de la phtisie, par le Docteur Ch.
SABOURIN, directeur de la station climatérique de
Vernet-les-Bains, 1 vol. in-16 relié, peau pleine. 4 fr.

www.ingramcontent.com/pod-product-compliance
Ingram Content Group UK Ltd.
Pitfield, Milton Keynes, MK11 3LW, UK
UKHW021850070726
13613UKWH00001B/95